卫生部“十二五”规划教材
全国高等医药教材建设研究会“十二五”规划教材
全国高职高专配套教材　供五年一贯制护理学专业用

病理学与病理生理学实践指导及习题集

主　编　陈命家
副主编　丁运良
编　者（以姓氏笔画为序）
丁运良（商丘医学高等专科学校）
马　越（大庆医学高等专科学校）
王华新（大连医科大学）
牛春红（山西大同大学医学院）
杨　红（重庆医药高等专科学校）
吴义春（安徽医学高等专科学校）
汪晓庆（安徽医学高等专科学校）
陈命家（安徽医学高等专科学校）
周　洁（江西护理职业技术学院）

人民卫生出版社

图书在版编目（CIP）数据

病理学与病理生理学实践指导及习题集/陈命家主编. —北京：人民卫生出版社，2011.10

ISBN 978-7-117-14693-7

Ⅰ.①病…　Ⅱ.①陈…　Ⅲ.①病理学-高等职业教育-教学参考资料②病理生理学-高等职业教育-教学参考资料　Ⅳ.①R36

中国版本图书馆CIP数据核字（2011）第158066号

病理学与病理生理学实践指导及习题集

主　　编： 陈命家
出版发行： 人民卫生出版社（中继线 010-59780011）
地　　址： 北京市朝阳区潘家园南里19号
邮　　编： 100021
E - mail： pmph @ pmph.com
购书热线： 010-67605754　010-65264830
010-59787586　010-59787592
印　　刷： 三河市宏达印刷有限公司（胜利）
经　　销： 新华书店
开　　本： 787×1092　1/16　**印张：** 13
字　　数： 324千字
版　　次： 2011年10月第1版　2020年12月第1版第9次印刷
标准书号： ISBN 978-7-117-14693-7/R·14694
定　　价： 29.00元

前　言

《病理学与病理生理学实践指导及习题集》是为配合全国高等职业技术教育五年一贯制护理学专业《病理学与病理生理学》第2版编写的配套教材，编写人员全部是教材的编者。本书旨在帮助学生更好地学习教材，培养学生实践动手能力和自学能力，提高学习兴趣，为学生的学习提供帮助和指导，也可供病理学与病理生理学教师、临床医护人员参加各类护士资格考试时参考。

本配套教材紧扣全国高等职业技术教育五年一贯制护理学专业《病理学与病理生理学》第2版的内容，共分两个部分。第一部分为实践指导，共有15次实践，着重培养学生的实践动手能力。第二部分为习题集，与教材内容相配套，习题由名词解释、填空题、选择题和问答题构成，题型和内容都紧扣2011年执业护士考试大纲。其中选择题备有参考答案，供学生对照参考，名词解释、填空题和问答题没有参考答案，以利于调动学生的自学能力。

本配套教材力求突出三基（基本知识、基本理论、基本实践技能）五性（思想性、科学性、启发性、先进性、适用性），以培养高等卫生技术应用型人才为根本任务；以适应社会需要为目标，以培养技术应用能力为主线，重点放在对学生的知识、能力和素质的培养，从而使学生成为有一定的基础理论知识、有较强技术应用能力、知识面宽的高素质人才。

由于编写水平和经验有限，再加上时间仓促，书中难免有错误与不足，衷心地欢迎读者提出宝贵意见，予以指正！

编者
2011年5月

目录

第一部分 实践指导

第二部分 习题集

第一部分

实践指导

绪　论

一、病理学与病理生理学实践目的与要求

病理学主要研究疾病时机体组织器官的形态变化，病理生理学的任务是研究疾病发生的原因和条件，并主要从功能和代谢变化的角度探讨疾病发生、发展和转归的一般规律及其机制。要想牢固地掌握并深入地理解病理学与病理生理学，就必须亲自进行大体标本和组织切片的观察与分析，动手做动物实验，才能将知识学到手，并运用于实际工作中。为达到此目的，特提出以下几项具体要求。

1. 对学习工作应该严肃认真，积极地按时完成。

2. 实践前要认真地复习课堂上所讲的理论知识及有关的基础知识，并应预习每次实践内容。

3. 实践时应仔细全面地观察大体标本和组织切片，动手做动物实验等，认真地进行分析和总结，以便真正地理解和掌握理论知识。

4. 每次实践作业，在实践完毕时交给授课的教师。

5. 要求同学爱护实践室内一切公共财物，如有损坏，按章赔偿。

二、病理学与病理生理学实践方法与注意事项

(一) 大体标本的观察

大体标本的观察是病理形态学观察的第一步。通过对大体标本的观察，验证理论课讲述的内容，并找出典型的病变区域，以便正确地从病变处取材，制作切片，进行显微镜下观察，从形态上完整地掌握病理变化。

1. 观察方法与步骤　首先观察属于何种器官，如何切法，显示出器官的哪一部位。然后观察切面与切面的每个细微变化，有时需借用放大镜来观察。最后根据观察所见，进行分析判断，得出大体标本的病理诊断。

2. 观察内容　首先观察病变的部位，范围，重量，形状，颜色和硬度，与周围组织的关系，包膜情况以及切面有无出血、坏死、囊性变等继发性改变。

3. 理论联系实际　要把课堂上所学的理论知识与实际标本的观察密切地结合起来。标本所见只是病变发展过程中的一个阶段，因而必须用发展的观点和推理的方法去加以分析和理解，既要看到它的现有变化及其成因，也要联想到它的过去变化及未来的发展及影响。

(二) 镜下切片标本的观察

观察病理组织切片时，应具有正常组织学知识，这样才能分清哪些是病理变化，哪些是正常组织结构。因此，要求同学们在实践前，将要实践的一些器官、组织的正常组织学进行复习。

1. 观察方法与步骤　应由肉眼观察开始，然后再用低倍镜，观察整个切片，找出病变区组织结构的变化，最后才用高倍镜观察病变部位细胞形态的改变。切不可先用高倍镜观察，因其观察范围小，且易击碎切片标本，结果收效甚微，浪费了时间。

观察组织切片时，应从组织结构顺序来看，然后综合分析与判断。例如，观察阑尾组织切片标本时，可先看黏膜层与阑尾管腔，然后再看黏膜下与肌层，最后看浆膜层与阑尾系膜。

观察切片时，一定要把镜下所看见与肉眼所看见联系起来。

2. 绘制组织切片图　绘图可以帮助同学细致观察，加深印象，掌握重点，为日后复习提供参考；也可以使任课教师从图中了解学生观察的是否正确，便于及时帮助与指导。因此，绘图被规定为病理学实践作业的一部分，同学们应该重视和认真完成这一工作。为了做好这一工作，提出以下几点具体要求。

(1)绘出的组织图像力求与镜下所见近似，重点突出。

(2)组织结构清楚，细胞比例恰当。

(3)注释字迹清楚工整。

(4)注明器官与组织名称、病变名称、染色方法与放大倍数。

(5)绘图用纸要规格统一。

(三) 动物实验

1. 急性实验　于短时期内制备动物疾病模型，观察疾病动物的行为、功能和代谢的变化；另外，不需要严格无菌，操作比较简单方便。这种方法适用于某些病程较短的疾病复制，或用于观察疾病过程中某一阶段的改变。

但急性实验也存在一些不足：观察时间短，实验的结果常不够全面；手术创伤或麻醉等因素对实验结果有一定影响。所以，急性实验结果常需要慢性实验与临床研究加以校正。

2. 慢性实验　在接近自然生活条件下，对动物施加短期或长期性损伤性因素，对疾病过程中机体的行为、功能和代谢变化进行较长期的观察(数周、数月或数年)。其研究结果可靠性较高，适用于疾病整个过程或慢性疾病病理过程的实验研究。

慢性实验的不足：观察时间长，实验设备和技术要求高，人力物力投入较大；短时间内得不出实验结果。

在病理生理学教学中用于学生作为验证性实验时，多采用急性实验。

(陈命家)

实践一　细胞和组织的适应、损伤与修复

一、实践目的

1. 掌握萎缩、肥大、增生和化生的形态特点。
2. 掌握常见几种变性的形态改变。
3. 掌握坏死的病理改变。
4. 掌握肉芽组织的病理改变。

二、实践前准备

1. 复习肝、肾、心、脾等器官的组织学。
2. 复习本章的基本理论。

三、实践内容及观察要点

(一) 适应

1. 萎缩

(1)大体标本:心肌褐色萎缩

病变要点:心体积缩小(正常心大小相当于本人的右拳),心外膜光滑,冠状血管蜿蜒迂回(为什么?),切面心肌呈棕褐色(正常新鲜标本心肌呈暗红色,固定标本心肌呈浅灰色)。

(2)大体标本:压迫性萎缩

肾盂积水:肾外表和体积有什么变化?(正常成人肾体积约为11cm×5cm×2cm)切面见肾盂和肾盏显著扩张,肾实质菲薄(此变化如何引起?会发生什么临床表现?)。

脑积水:梗阻性脑积水是脑脊液循环通路受阻,使脑脊液流入蛛网膜下腔的通路发生障碍所引起的病理现象。其特征是脑脊液过多积聚,导致脑室扩大,颅内压增高,伴随继发性脑实质萎缩。

2. 肥大

大体标本:心肌肥厚

病变要点：心体积增大，重量增加，左心室壁明显增厚，乳头肌及肉柱变扁提示心腔有扩张。

组织切片：心肌肥大

病变要点：普遍心肌纤维粗大，细胞内肌原纤维数量增多，纵切面可见部分心肌纤维排列紊乱，呈“分支”状。横切面可见部分心肌纤维排列拥挤，呈“漩涡”状。

（二）细胞、组织的损伤

1. 变性

(1)细胞水肿

大体标本：肝细胞水肿（肝浊肿）

病变要点：标本为肝的冠状切面，肝体积肿大（可根据哪几方面来判断？），肝颜色呈弥漫一致浅灰褐色，混浊无光泽。

组织切片：肾细胞水肿（肾浊肿）

病变要点：低倍镜下，首先找到肾皮质区的近曲小管，观察近曲小管的上皮细胞肿大，突向管腔致使管腔狭窄。高倍镜下可见这些上皮细胞的胞质内布满大小一致的红染细小颗粒（是什么？它是怎样形成的？注意这些颗粒的染色、粗细度、均匀度以及分布疏密等特点。）。部分管腔内形成均匀红染物（是何物？为什么会出现这些物质？有何临床意义？）。

(2)脂肪变性

大体标本：肝细胞脂肪变性

病变要点：肝体积增大，表面光滑，呈淡黄色，质较软，有油腻感。如果是苏丹Ⅲ染色标本，凡有脂肪沉积的地方，都染成橘黄色。

组织切片：肝细胞脂肪变性

病变要点：肝细胞质内出现大小不等、边界清晰的圆形空泡，部分空泡融合变大，将肝细胞核挤向一侧，使肝细胞类似脂肪细胞。肝细胞体积增大，肝窦明显受挤压，肝小叶轮廓不易辨认。

(3)玻璃样变性

大体标本：脾被膜玻璃样变性

病变要点：局部脾被膜明显增厚，切面灰白色呈毛玻璃样。

组织切片：脾被膜玻璃样变性

病变要点：脾被膜内纤维组织增生，胶原纤维肿胀互相融合，形成一致半透明红染的玻璃样物质，其间仍可见若干纤维细胞。

2. 坏死

(1)凝固性坏死

大体标本：脾贫血性梗死

病变要点：脾切面上可见不规则扇形梗死病灶，病变累及被膜，呈灰白色，边缘有充血出血带，其外层为暗红色（充血、出血），内层部分呈灰黄色（炎性渗出）。

组织切片：贫血性梗死

肉眼观：切片中央有一伊红淡染区，即贫血性梗死区，外围红色反应带，四周蓝染区为肾组织。镜下：梗死区伊红淡染，肾单位的轮廓尚保存，可见核固缩、核碎裂、核溶解等现象。

(2)液化性坏死

大体标本:脑液化性坏死

病变要点:大脑冠状切面,皮质下脑组织发生大片坏死,液化性坏死物已经流失。

(3)坏疽

大体标本:足干性坏疽

病变要点:足远端皮肤变黑,干缩僵硬,与正常组织间分界较明显。

思考题:各种不同类型坏死病理形态改变有什么区别?

(三)修复

组织切片:肉芽组织

病变要点:标本取自创面肉芽组织,表面有大量炎细胞(主要为中性粒细胞)和坏死组织覆盖,大量新生毛细血管由底面向表面垂直伸展,其内皮细胞体积较大、管腔较小。毛细血管间有许多成纤维细胞(星形、梭形、椭圆形),胞质丰富,核染色较浅。肉芽组织因水肿而疏松,并有大量炎细胞浸润。渐向深部,新生血管减少,纤维组织增生,炎性细胞主要为淋巴细胞、浆细胞等。

四、实践作业

1. 描述肾盂积水、心肌肥大、肝细胞脂肪变性、脾梗死、足干性坏疽的病变特点。
2. 标出下列箭头所示病变:

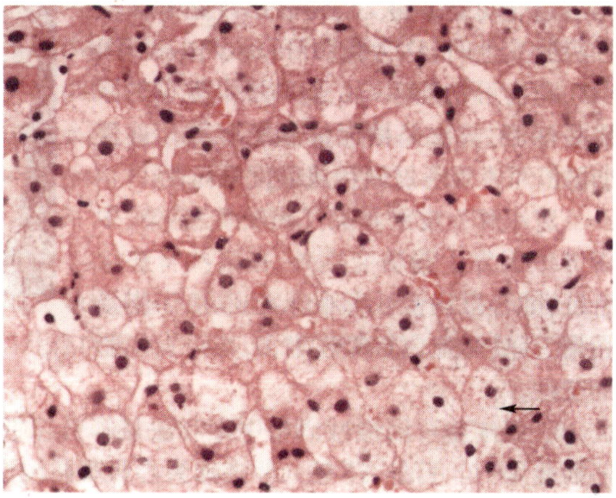

箭头所示的病变是:______________________________。

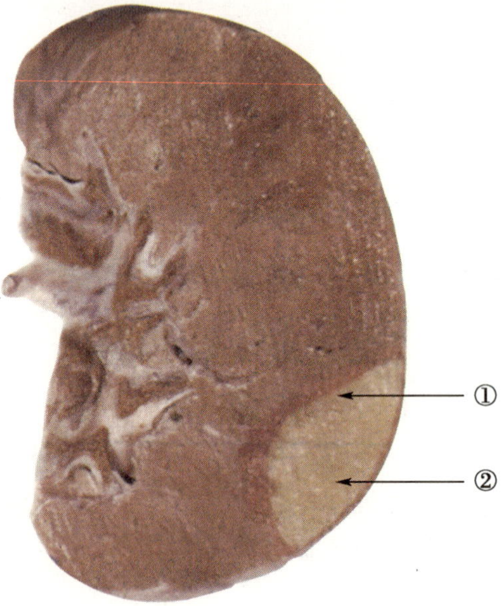

①是__________；②是__________。

3. 绘图：在实践报告上绘制肝细胞脂肪变性或肉芽组织的镜下结构图。

（吴义春）

实践二 局部血液循环障碍

一、实践目的

1. 掌握淤血的概念、原因、病理变化及后果。
2. 掌握慢性肝淤血、肺淤血的病理变化。
3. 掌握血栓形成的概念和机制。
4. 掌握血栓的概念及类型。
5. 掌握栓塞与栓子的概念及栓子的运行途径。
6. 掌握梗死的概念、类型和病变，熟悉梗死的原因。

二、实践前准备

1. 复习肝、肾、肺、脾、心、脑等器官的组织学。
2. 复习本章的基本理论。

三、实践内容及观察要点

(一) 淤血

1. 肺淤血

(1)组织切片：肺淤血早期

病变要点：肺泡壁增宽，毛细血管扩张呈圆形，其管腔内充有多达数十个红细胞。肺泡腔内见大量均质粉染物质，为水肿液(毛细血管扩张充血、肺泡腔内大量液体两种现象之间是何因果关系?)，部分细支气管管腔内也可见上述水肿液。肺间质疏松水肿，胸膜无增厚。

(2)大体标本：慢性肺淤血、肺气肿

病变要点：标本为左侧肺。体积增大，重量增加，表面膨满，边缘变钝，切面呈一致性暗红色，质地变实，失去疏松状态。肺上叶胸膜下区域可见肺气肿囊腔。

(3)组织切片：慢性肺淤血(晚期)

病变要点：肺泡壁增宽，纤维组织增生，排列成束。肺泡腔内有大量细胞成分，包括心衰细胞、红细胞和巨噬细胞(何为心衰细胞？肺淤血早期和肺淤血晚期镜下如何区别?)。

2. 肝淤血

(1)大体标本：肝淤血早期

病变要点：肝体积增大，呈均匀暗红色，边缘变钝，包膜紧张，边缘外翻，切面管道内陷。

(2)大体标本:慢性肝淤血

病变要点:肝体积增大,被膜紧张,质硬。切面呈红、黄相间的条纹,状似槟榔的切面,故称“槟榔肝”。

(3)组织切片:慢性肝淤血伴肝细胞脂肪变性

红色为淤血区中央静脉和肝血窦扩张(位于小叶中央),黄色是脂肪变性区(位于小叶周边)。(肝淤血和肝脂肪变性有什么关系?此时肝脂肪变性主要发生在肝小叶周边部还是中央区?)

(二)出血

(1)大体标本:脑出血

病变要点:脑实质及侧脑室内均见有凝血块,系脑实质部位出血破入侧脑室(脑出血常见发生部位有哪些?)。

(三)血栓形成

(1)大体标本:动脉血栓形成

病变要点:腹主动脉与髂总动脉分叉处,内膜上附着一蛹形固体物质,几乎占据整段管腔,与动脉壁连接紧密,灰白间杂有黑褐色,质硬,表面粗糙、干燥。

(2)大体标本:静脉血栓形成

病变要点:腘静脉内可见一黑白相间的固体物质阻塞管腔,表面干燥。(静脉与动脉有何区别?大体上如何鉴别血栓与凝血块?)

(四)栓塞与梗死

(1)大体标本:心肌梗死、心室附壁血栓形成

病变要点:左心室壁薄厚不均,部分区域呈黄白色,靠近心尖部更薄,厚约 0.4cm。心室内有大片不整形附着物,紧密地连接于心内膜上,表面粗糙,黑白相间。

(2)组织切片:心肌梗死、心内膜附壁血栓形成

病变要点:镜下见在心内膜面心腔内有大片红、粉相间的物质,粉染部分呈粗大分支的珊瑚样结构,高倍镜下为细颗粒状的血小板聚集(血小板梁)构成,小梁表面有许多中性粒细胞黏附,在血小板梁之间可见深粉色细网状的纤维蛋白网,纤维蛋白网眼中有少量红细胞,为白色血栓。在白色血栓之间充满如正常血液分布的红细胞凝集而成的红色血栓。心内膜不完整,内皮细胞缺失。部分心肌细胞体积缩小,横纹不清晰,少量心肌细胞核溶解、消失。心肌间质内可见大量的以淋巴细胞为主的炎细胞浸润。(心肌梗死和心室附壁血栓之间有何因果关系?)

(3)大体标本:肾贫血性梗死

病变要点:在肾切面上,一侧被膜下肾实质内有一呈三角形或楔形的灰白色病灶,其尖端指向肾门,底部位于被膜,边界清楚,其外周围绕一暗红色窄条区,为充血出血带。

(4)组织切片:肾贫血性梗死

病变要点:肾小球、肾小管基本组织轮廓尚存,但细胞微细结构受到破坏,可见核固缩、核碎裂、核溶解现象,成为粉染物质。在病变与正常肾组织交界处,可见明显充血出血现象及炎细胞浸润,炎细胞以中性粒细胞为主,此区域为充血出血带。(贫血性梗死区为什么呈现这种灰白色、近似三角形的形态?属于哪一种坏死类型?)

(5)大体标本:肺出血性梗死

病变要点:肺质地变实,呈均匀暗红色,切面上有一呈三角形的深黑色病灶,尖端指向肺门,底部位于被膜下,与周围组织界限较清楚。肺动脉内见有一粗糙固体物,阻塞管腔,并与管壁紧密相连,此为血栓。

(6)组织切片:肺出血性梗死

病变要点:①慢性肺淤血;②肺小动脉血栓形成:见一肺小动脉管腔内有层状排列的由血小板梁、大量红细胞和部分中性粒细胞组成的血栓质块,一侧动脉管壁增厚,有肉芽组织增生;③肺出血性梗死:肺泡间隔和肺泡腔内有大量红细胞,肺泡腔内还可见到较多的心衰细胞。肺泡上皮细胞发生核固缩或核溶解消失,部分肺泡上皮细胞坏死脱落,肺泡壁内部分间质细胞核溶解消失。(肺出血性梗死的条件是什么?在本标本中如何体现?慢性肺淤血、肺动脉血栓形成、肺出血性梗死三种病变之间有无联系?)

四、实践作业

1. 描述慢性肝淤血、慢性肺淤血、脑出血、心肌梗死伴心内膜附壁血栓形成、静脉血栓、肾贫血性梗死、脾贫血性梗死、肺出血性梗死、肠出血性梗死等的病变特点。

2. 标出下列箭头所示病变:

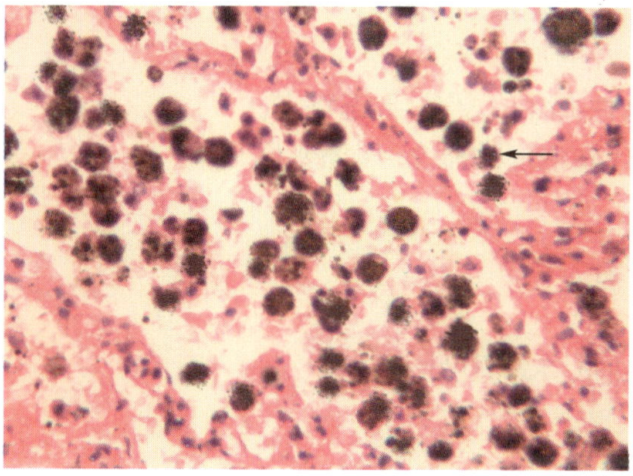

箭头所示的病变是:______________________________。

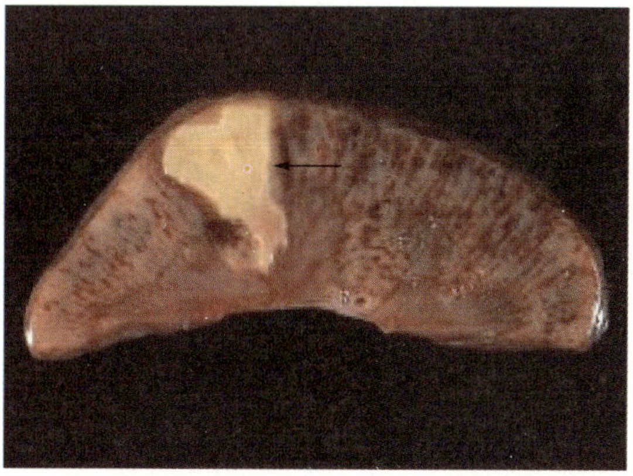

箭头所示的病变是:______________________________。

3. 绘图:在实践报告上绘制静脉血栓的镜下结构图。

(王华新)

实践三　炎　　症

一、实践目的

1. 掌握炎症的基本病理变化特点。
2. 掌握常见几种渗出性炎症的主要类型、形态改变。
3. 掌握一般慢性炎症的形态特点。
4. 掌握慢性肉芽肿性炎症的原因、形态特点。
5. 掌握炎性息肉、炎性假瘤的概念、病理变化特点。

二、实践前准备

1. 复习肝、肾、心、皮肤等器官的组织学。
2. 复习本章的基本理论。

三、实践内容及观察要点

(一) 急性炎症

1. 浆液性炎症

(1)大体标本:皮肤水疱

病变要点:皮肤表面有许多散在水疱,水疱内充以大量水样浆液(水样浆液中含有哪些成分？哪些疾病可出现此种病变?)。

2. 纤维蛋白性炎症

(1)大体标本:白喉

病变要点:喉、气管由背侧剪开,黏膜不光滑,咽喉、气管表面附有一层灰白色膜状物(即伪膜)。会厌及喉部伪膜附着紧密(固膜),气管之伪膜附着较松,易脱落(浮膜)。(什么是伪膜性炎？伪膜由哪些成分构成？喉头及气管病变的后果有何不同？为什么?)

(2)大体标本:细菌性痢疾

病变要点:纤维蛋白性结肠炎(菌痢伪膜)。(为什么说该标本是结肠？黏膜有何改变？患者为什么会出现里急后重?)

(3)大体标本:纤维蛋白性心包炎

病变要点:在心外膜可见大量渗出的纤维蛋白形成绒毛样结构(又称为绒毛心)。(患者临床会出现什么症状?此种病变反复发作,心包会出现什么样的变化?)

(4)组织切片:纤维蛋白性心外膜炎

病变要点:心外膜面可见粉染丝状纤维蛋白构成的条带,其中可有少量中性粒细胞。心外膜增厚,可见增生的纤维结缔组织及新生毛细血管。

(5)大体标本:纤维蛋白性胸膜炎

病变要点:胸膜表面粗糙,失去正常光泽,覆以一层黄白色纤维蛋白性渗出物。

3. 化脓性炎症

(1)大体标本:流行性脑脊髓膜炎

病变要点:脑沟及脑表面(蛛网膜下腔)有一层黄白色脓性渗出物附着。(本标本属于哪种化脓性炎症?)

(2)组织切片:流行性脑脊髓膜炎

病变要点:蛛网膜下腔充满大量变性坏死的中性粒细胞,大脑实质组织轻度水肿。

(3)大体标本:肺脓肿

病变要点:肺下叶切面有一空腔(大小?),腔内充以灰白及灰黄色脓性渗出物,腔周形成脓肿壁,内面不光滑。肺脓肿周围之肺组织变实(为何变实?),呈灰黄色。脓肿处之胸膜表面有黄白色脓性渗出物附着。

(4)组织切片:肾脓肿

病变要点:肾组织结构是否有破坏?脓肿病灶周围有无充血、出血?病变中是哪种白细胞浸润?

(5)大体标本:化脓性阑尾炎

病变要点:阑尾肿胀变粗,浆膜表面失去光泽,小血管扩张充血,部分区域有出血,呈黑褐色,或附有黄白色脓性渗出物。切面见阑尾壁充血、水肿(有增厚处,有变薄处),阑尾腔扩张,内可见脓性渗出物。

(6)大体标本:急性蜂窝织炎性阑尾炎

病变要点:阑尾腔内可见大量中性粒细胞、纤维蛋白及坏死的黏膜碎片。阑尾壁各层血管充血、组织水肿,并可见大量中性粒细胞弥漫性浸润。

(二)慢性炎症

(1)大体标本:慢性胆囊炎

病变要点:胆囊壁明显增厚,胆囊黏膜失去细绒毛样外观,呈毛巾状变化。胆囊壁增厚的病变基础是什么?

(2)大体标本:慢性增生性扁桃体炎

病变要点:扁桃体体积较正常增大,色灰白,质硬韧,表面凸凹不平。

(3)大体标本:肠黏膜炎性息肉

病变要点:肠黏膜可见数个突出于黏膜面的突起。(何谓炎性息肉?)

(4)组织切片:异物肉芽肿

病变要点:皮下组织内可见较多异物巨细胞与大量上皮样细胞构成的结节样改变。(何为肉芽肿?)

四、实践作业

1. 描述绒毛心、白喉、急性蜂窝织炎性阑尾炎、慢性胆囊炎、结肠息肉、皮下异物肉芽肿的病变特点。

2. 标出下列箭头所示病变：

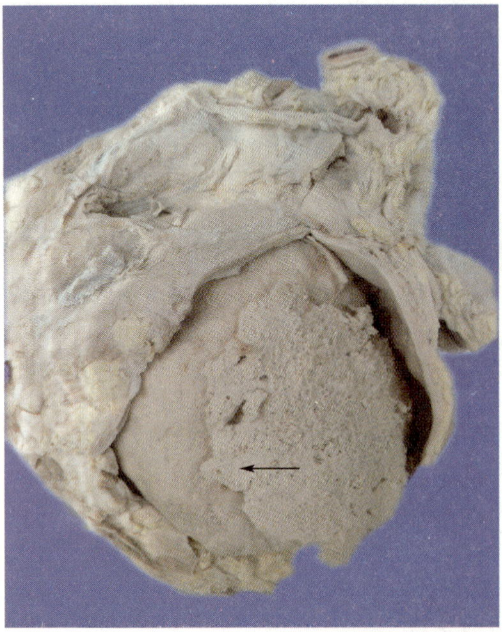

箭头所示的病变是：________________________________。

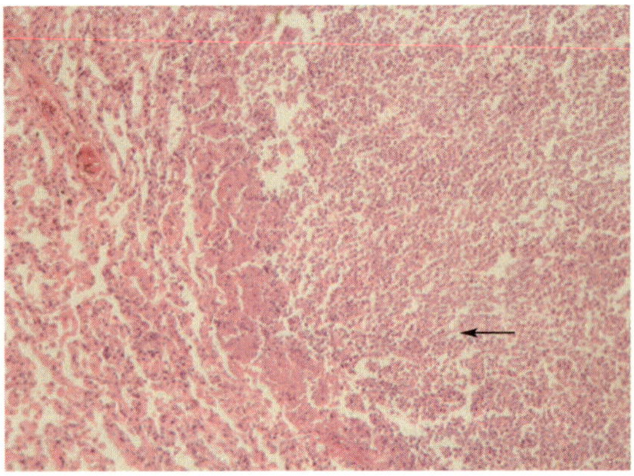

箭头所示的病变是：__________。

3. 绘图：在实践报告上绘制急性蜂窝织炎性阑尾炎的镜下结构图。

（王华新）

实践四　失血性休克

一、目的与要求

1. 观察失血性休克发生前后家兔的血压、心率和呼吸频率等生理指标的变化。
2. 观察和了解休克发生、发展过程中，实验动物肠系膜微循环血液灌流的变化特点。
3. 讨论实验指标变化的原因及其病理生理学意义。

二、实践前准备

家兔（体重 1.5～2kg 左右）一只，已成年。

仪器与试剂：BL-410 生物机能实验系统，动物手术器械两套，中心静脉压测定装置一套，股动脉放血装置（配贮血瓶）一套，静脉输液装置一套，光学显微镜一台，微循环观察水槽，10ml 和 20ml 注射器各一个，25％乌拉坦溶液，生理盐水（恒温于 37℃），肝素（300U/ml），兔手术台，电子秤。

三、实践方法

1. 取成年家兔一只，以每公斤 4ml 25％乌拉坦溶液作兔耳缘静脉注射。当家兔全身麻醉后仰卧位固定于兔手术台上。

2. 剪净颈、腹部及左侧腹股沟等手术部位的被毛。作颈部正中切口约 6～8cm，分离气管、左颈总动脉和右颈外静脉，并穿线备用。切开气管，插入气管插管，行颈动脉插管；从右颈外静脉插入中心静脉压插管约 12～15cm 到上腔静脉入右房口处（相当于第三肋间水平），将上述三种插管的另一端分别连接电脑生理记录仪，以便用于动态记录实验动物呼吸、血压及中心静脉压的变化。

3. 在左侧腹股沟部沿股动脉走向作长约 3cm 的切口，分离左侧股动、静脉。然后，先作股静脉插管，并连接输液瓶，静脉注入适量（按每公斤体重 2ml 肝素计）肝素实行体内肝素化。同时缓慢输入（5～10 滴/分）生理盐水。接着，再行股动脉插管以备放血用。

4. 在腹部剑突与耻骨之间的中央，沿腹白线作长约 10cm 的正中切口，打开腹腔。将曲臂显微镜移至切口最近处，固定曲臂，并在微循环观察水槽内注入加温生理盐水。选一段游离度较大的小肠袢（常在左上腹部易于找见），轻轻将其拉出，放在微循环观察水槽内。打开光源调节钮，调整光亮度，在 4 倍物镜下，选择微循环血管丰富、血流情况良好、并能观察清晰的部位后，用盖板固定肠系膜(注意肠系膜不可被过度牵拉或受压)。

5. 放血前全面观察一次家兔的一般情况：口唇舌黏膜颜色、动脉血压、呼吸、中心静脉压、肠系膜微循环血流速度与血管口径数目等指标。并做好各项指标记录和血压呼吸的描记。

6. 从股动脉快速少量放血到贮血瓶中，密切观察血压、呼吸、尿量和微循环等指标的变化，当血压下降到 40mmHg 时，则停止放血(注意记录失血量)，待血压回升至正常后再次放血并以数次少量放血方式维持这种低血压状况 30 分钟，此间，继续细致观察和详细记录各项指标的变化。

7. 将贮血瓶内的血液倒入输液瓶中，从股静脉快速输回动物体内，再次观察各项指标的恢复情况，并做好相应记录。

四、注意事项

1. 颈总动脉位于气管食管沟内，结扎时应避开伴行的迷走神经。
2. 暂时性阻断血流应使用动脉夹，忌用血管钳夹持血管。
3. 生物信号处理仪上的各种旋钮、开关，切忌随意扳动；计算机上显示的各种参数，亦忌随意切换更改。
4. 及时补充、更换微循环观察水槽里的生理盐水，注意水温。

五、实验结果与分析

项目	口唇、舌黏膜	心率(次/分)	血压(mmHg)	呼吸(次/分)	中心静脉压(cmH_2O)	微循环状况		
						血流速度	血管口径	血管数目
放血前								
放血后								
输血后								

动脉放血使循环血量减少，当少量失血时，有效循环血量减少可通过机体的一系列代偿措施(包括微循环的灌流量明显减少)，使血压不出现明显的降低。但当快速失血量超过30%或大量失血时，有效循环血量急剧减少，超出机体的代偿能力，引起心输出量减少、血压降低和微循环严重和长时间缺血与缺氧，引起休克。

六、思考题

1. 失血是否引起了休克的发生？
2. 实验观察的各项指标与休克时主要功能代谢变化的关系是什么？
3. 失血性休克的发生及其严重程度与失血速度、失血量的相互关系是什么？
4. 了解失血后的代偿情况和回输血反应，对临床治疗休克患者有什么指导意义？

(牛春红)

实践五 肿 瘤

一、实践目的

1. 掌握恶性瘤细胞的形态，癌和肉瘤的组织结构特点。

2. 掌握肿瘤良恶性的鉴别，试从肿瘤的细胞与组织分化、生长方式、生长速度、有无转移以及对机体的危害等各个方面加以比较。

3. 掌握纤维瘤、纤维肉瘤、脂肪瘤、脂肪肉瘤等良恶性肿瘤的形态特点。

4. 理解常见肿瘤的分类和命名原则。

二、实践前准备

1. 复习与常见肿瘤有关的组织学。

2. 复习肿瘤的理论知识。

三、实践内容

（一）大体标本

1. 皮肤乳头状瘤　肿瘤突出于皮肤表面，外形似桑果，肿瘤基底部有蒂，可活动（有无浸润现象?）。切面肿物表面为乳头状增生的上皮组织，中心部为灰白色结缔组织间质。

2. 皮肤鳞状细胞癌　肿瘤呈菜花状生长，表面溃疡形成，肿瘤切面灰白色，质硬而表面易碎，基底宽，肿瘤组织呈蟹足状向皮下组织浸润性生长，与周围组织无明显界线（与皮肤乳头状瘤比较）。

3. 结肠腺瘤　肿瘤突出于肠黏膜表面，呈息肉状生长，基底部有细长蒂与肠壁相连，可活动，周围肠壁光滑。

4. 结肠腺癌　肠道表面一蕈状肿物，突入腔内，表面均有坏死（为什么?），基底宽。肿瘤切面灰白色，呈蟹足状向周围组织浸润性生长，边界不清。可见到局部淋巴结肿大，切面灰白色。

5. 纤维瘤　肿瘤呈球形，边界清楚，有包膜（膨胀性生长?），切面形态呈纤维条索状（组织分化成熟?）。

6. 纤维肉瘤　肿瘤边界尚清楚，无包膜，切面为粉红色或灰白色细腻的鱼肉状，无典型的纤维条索（细胞丰富，组织分化差?），部分区域有黏液样变性（生长快，组织变性?）。

7. 淋巴结转移性乳腺癌　乳腺癌根治标本，见乳房内有乳腺癌病灶，腋窝淋巴结肿大，切面灰白色，部分区域有黄色之坏死灶(淋巴结内有乳腺癌组织吗?)。

8. 膀胱乳头状移行细胞癌　肿瘤向膀胱腔内突起，呈乳头状或绒毛状，瘤组织切面灰白色，基底宽，呈浸润性生长，肿瘤部分区域可见坏死出血。

9. 骨肉瘤　肿瘤位于长骨的一端，瘤组织充满骨髓腔，并穿破骨皮质及骨膜，向周围软组织内生长，形成大肿块。肿瘤组织灰白色，有坏死、出血，并有黄色点状及条状(有的呈放射状，为什么?)的骨样组织。

10. 畸胎瘤　肿瘤包膜完整，切面见实质区及囊腔，可见三个胚层的组织(毛发、皮脂、骨、软骨、脂肪、脑，甚至牙齿等)。

(二) 组织切片

1. 皮肤乳头状瘤　低倍镜观，多数分支乳头状结构，乳头表面有增生的鳞状上皮覆盖，乳头轴心为纤维、血管；高倍镜观，鳞状上皮增厚，但细胞的排列和异型性不明显。间质见少量淋巴细胞浸润。

2. 食管鳞状细胞癌　癌细胞多角形，大小不一，核大而失去极性，染色质多而分布不均匀，核仁清楚，核分裂易见。部分区域见癌细胞粉红色同心圆排列(角化珠形成)。癌组织排列成片状，由结缔组织分隔。部分癌组织已浸润至肌层。(可与周围之正常复层鳞状上皮组织对比。)

3. 结肠腺瘤　结肠黏膜增生，见大小不等、形态多样的腺体。腺上皮细胞柱形，排列整齐，有分泌现象，细胞核小，位于基底部，与正常结肠腺体无明显差异。周围肠壁组织结构正常。

4. 结肠腺癌　肠黏膜被癌组织取代。肿瘤组织呈腺管状排列，弥漫成片，腺癌细胞浸润至黏膜下层或肌层，癌细胞柱形或立方形，大小不一，形态各异，细胞核大，染色深，失去极性，可见核分裂。癌组织间有纤维间隔。(与周围正常腺体比较?)

5. 纤维瘤　瘤细胞呈梭形，核小，似正常之纤维细胞，瘤细胞异型性小，细胞排列多呈束状、纵横交错或漩涡状，部分区域肿瘤组织可见胶原化及玻璃样变性。

6. 纤维肉瘤　瘤细胞丰富，弥漫一片，成束交叉排列，细胞呈梭形，胞质少，核大，染色质密集，可见核分裂象(与纤维瘤对照有何不同?)。

7. 淋巴结转移性腺癌　淋巴结边缘窦及淋巴组织中有成团分布腺癌组织，癌细胞大小不一，形态各异，细胞核大、深染，可见核分裂象。

8. 膀胱乳头状移行细胞癌　移行上皮乳头状增生，层次明显增多，细胞丰富，体积大，略有异型性，细胞核较大、染色较深。见少数核分裂象。

9. 骨肉瘤　肿瘤细胞大小不等、异型性明显，呈立方形、多边形、梭形或蝌蚪状等，排列不规则，细胞核大、染色深，部分细胞核仁明显。部分区域可见伊红染色的均质之骨样组织或新骨形成。肿瘤组织有灶性坏死、出血。

10. 脱落细胞涂片　要求识别正常细胞和恶性细胞，主要的特点是胞核和胞质的比例失调、胞核增大、染色质增粗、深染。

四、实践作业

1. 描述子宫平滑肌瘤、骨肉瘤、畸胎瘤的肉眼形态特征。描述纤维瘤、纤维肉瘤的组织学结构特征。

2. 标出上皮内瘤变、鳞状细胞癌、大肠腺癌标本箭头所示病变。

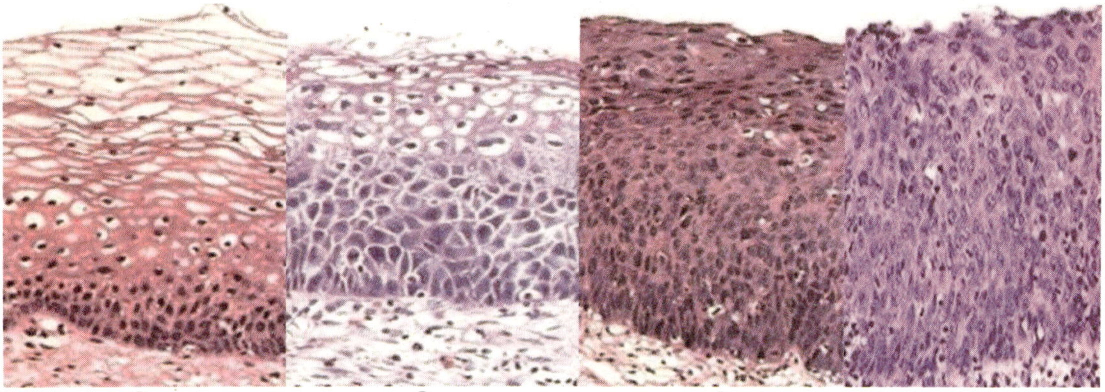

① ② ③ ④

①是__________；②是__________；③是__________；④是__________。

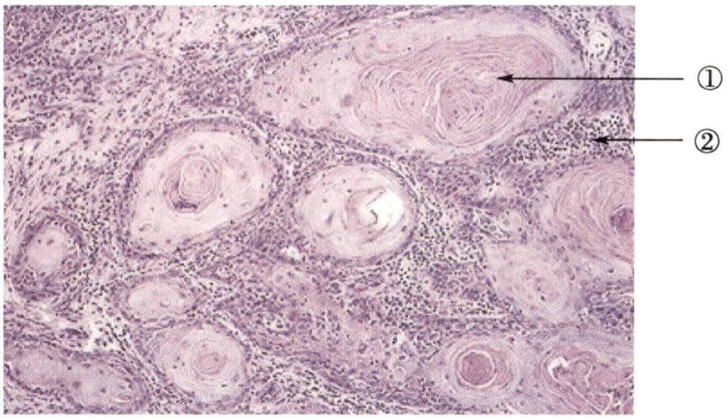

①是__________；②是__________。

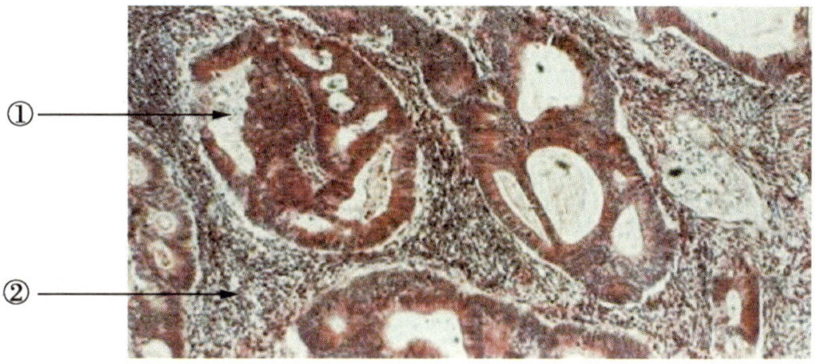

①是__________；②是__________。

3. 绘出肿瘤生长方式简图。

（丁运良）

实践六　缺　　氧

一、目的与要求

1. 通过复制乏氧性、血液性、组织中毒性缺氧等几种动物模型，初步探讨缺氧的类型及其发生机制。

2. 观察缺氧对实验动物呼吸和血液颜色的影响。

二、实验前准备

实验动物：小白鼠。

仪器与试剂：钠石灰（NaOH·CaO），甲酸，浓硫酸，5%亚硝酸钠，1%亚甲蓝，0.1%氰化钾，生理盐水。

小白鼠缺氧瓶（或100～125ml带塞锥形瓶或广口瓶）1个，CO发生装置1套，广口瓶1个，5ml和2ml刻度吸管各1个，1ml注射器1个，酒精灯1盏，剪刀1把，镊子1把。

三、实验方法

1. 乏氧性缺氧

（1）取钠石灰少许（约5g）及小白鼠一只放入缺氧瓶内，观察动物的一般情况（呼吸？次/10秒、深度，皮肤和口唇的颜色），然后塞紧瓶塞，记录时间，以后每三分钟重复上述指标一次（如有其他变化则随时记录，直到动物死亡为止）。

（2）动物尸体留待2、3、4实验做完后，再依次打开其腹腔，比较血液或肝颜色。

2. 一氧化碳中毒性缺氧

（1）如图装好CO发生装置。

（2）将小白鼠一只放入广口瓶中，观察其正常表现，然后与CO发生装置连接。

（3）取甲酸3ml放于试管内，加入浓硫酸2ml，塞紧。

$$HCOOH \xrightarrow[\triangle]{H_2SO_4} H_2O + CO\uparrow$$

（可用酒精灯加热，加速CO的产生，但不可过热以至液体沸腾，因CO产生过多过快，会使动物迅速死亡，血液颜色改变不明显）。

（4）观察指标与方法同上。

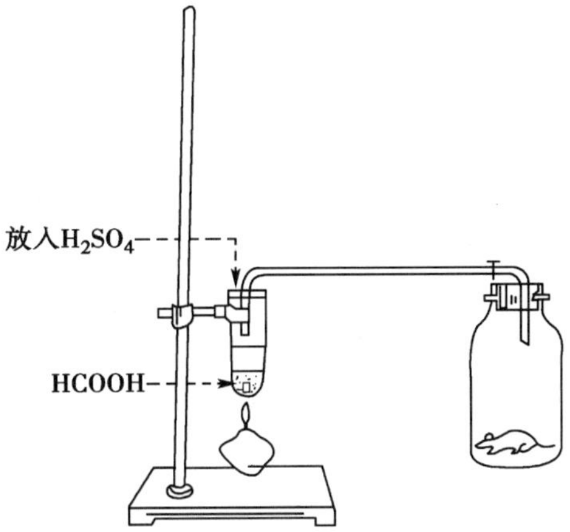

3. 亚硝酸钠中毒性缺氧

(1)取体重相近的两只小白鼠，观察正常表现后，向腹腔注入5%亚硝酸钠0.3ml，其中一只注入亚硝酸钠后，立即再向腹腔内注入1%亚甲蓝溶液0.3ml，另一只再注入生理盐水0.3ml。

(2)观察指标与方法同1，比较两鼠表现及死亡时间有无差异。

4. 氰化钾中毒性缺氧

(1)取小白鼠一只，观察正常表现后，腹腔注射0.1%氰化钾0.2ml。

(2)观察指标同上。

四、注意事项

1. 缺氧瓶一定要密闭，可用凡士林涂在瓶塞外面。
2. 氰化钾(钠)有剧毒，勿沾染皮肤、黏膜，特别是有破损处，实验后将物品洗涤干净。
3. 小白鼠腹腔注射，应稍靠左下腹，勿损伤肝，但也应避免将药液注入肠腔或膀胱。

五、实验结果与分析

1. 比较各只小鼠缺氧后皮肤和口唇的颜色改变及血液或肝颜色的不同改变。
2. 记录每只缺氧小鼠生命的持续时间。

用理论课所学的各型缺氧的原因和机制来复制几种缺氧的模型。由于缺氧的原因不同，各型缺氧小鼠的皮肤、口唇及肝的颜色变化也都各不相同。

六、思考题

1. 本实验中各种类型缺氧的原因和发病机制是什么？
2. 各种缺氧时，小鼠口唇黏膜和肝颜色的改变为何不同？
3. 如果发生煤气中毒，对中毒者进行早期抢救处理的原则应注意什么？
4. 亚硝酸钠中毒引起缺氧时，有哪些具有针对性的抢救治疗措施？

(牛春红)

实践七　呼吸系统疾病

一、实践目的

1. 掌握慢性支气管炎、支气管扩张症、肺气肿的病变特点。
2. 掌握大叶性肺炎、小叶性肺炎、间质性肺炎的病变特点。
3. 熟悉肺癌的病变特点。

二、实践前准备

1. 复习肺、支气管的解剖学、组织学与生理功能。
2. 复习本章讲述的重点内容。

三、实践内容及观察要点

(一)大体标本

1. 慢性支气管炎

病变要点:早期支气管壁充血、水肿,支气管腔内可见黄绿色的脓性渗出物,支气管黏膜水肿;晚期支气管壁平滑肌、弹性纤维及软骨萎缩,发生纤维化、钙化,甚至骨化。

2. 支气管扩张症

病变要点:肺切面可见部分支气管管腔呈圆柱状、梭形或囊状扩张,可延伸到胸膜,扩张的支气管腔内可见黄绿色的脓性渗出物,支气管黏膜水肿、溃疡形成,管壁明显纤维化、增厚,部分扩张支气管周围的肺组织发生肺气肿。

3. 肺气肿

病变要点:肺体积明显增大,颜色灰白,边缘钝圆,质软,弹性减退,指压后留凹痕;切面呈蜂窝状,胸膜下可见大小不等的囊腔。

4. 大叶性肺炎(灰色肝样变期)

病变要点:病变肺叶肿大,颜色灰白,质实如肝。切面呈细颗粒状,胸膜表面有少许纤维蛋白性渗出物。

5. 小叶性肺炎

病变要点:肺表面及切面均可见许多散在分布的灰黄色或灰红色实变病灶,病灶大小在1cm左右,以肺下叶及背侧部多见,病灶中心可见细小支气管,病灶之间肺泡扩张。切面挤压时有脓性渗出物自支气管或细支气管腔溢出。

6. 原发性肺癌(中央型)

病变要点:肺门部可见一环绕支气管的巨大肿块,切面灰白色,破坏支气管壁并向周围肺组织侵袭,有的区域肿瘤组织向支气管腔内生长,使支气管腔狭窄或阻塞。

7. 肺转移性癌

病变要点:肺组织内可见多个大小不等、灰白色、圆形或类圆形结节,弥漫性分布。

(二)组织切片

1. 慢性支气管炎

病变要点:低倍镜下见肺组织基本结构尚存,细小支气管内可见分泌物潴留。高倍镜下见支气管黏膜上皮脱落,部分区域可见上皮鳞状上皮化生;黏膜上皮杯状细胞增生,固有层内黏液腺肥大增生;支气管壁充血、水肿,慢性炎细胞浸润,管壁各层可见纤维组织增生。

2. 肺气肿

病变要点:低倍镜下见部分肺泡管、肺泡囊及肺泡明显扩张呈囊状,肺泡间隔变薄,有的肺泡间隔断裂,肺泡互相融合成囊泡。高倍镜下见肺泡壁毛细血管受压变窄,数量减少,细小支气管壁增厚伴大量的慢性炎细胞浸润。

3. 大叶性肺炎

病变要点:低倍镜下见肺泡壁明显变薄,多数肺泡腔内充满渗出物,部分肺泡腔中空、透亮。高倍镜下见肺泡壁变薄,肺泡壁毛细血管受压呈缺血状态,肺泡腔内可见大量的纤维蛋白网,网眼中充满大量的中性粒细胞及单核细胞;有的肺泡腔内可见红细胞,部分区域肺泡壁毛细血管仍扩张充血,肺泡腔内有少量的红细胞。

4. 小叶性肺炎

病变要点:低倍镜下见病变呈多发性,灶性分布,以细小支气管为中心,累及所属的肺泡。高倍镜下病灶中心可见细支气管、支气管的黏膜上皮细胞部分坏死脱落,管腔内可见大量脓性渗出物,管壁明显充血、水肿,可见大量的中性粒细胞浸润;支气管周围的肺泡壁充血,肺泡腔内有中性粒细胞、单核细胞,少量的纤维蛋白、浆液渗出,红细胞漏出;病灶之间的肺泡腔扩张(代偿性肺气肿)。

5. 间质性肺炎

病变要点:低倍镜下见肺泡壁明显增厚,部分肺泡腔内可见渗出物。高倍镜下见肺泡壁和肺小叶间隔血管扩张充血,有较多的淋巴细胞、单核细胞等浸润,肺泡壁明显增厚,部分肺泡腔内可见少量的浆液、单核细胞渗出。

6. 肺鳞癌

病变要点:低倍镜下见癌细胞排列成巢状,有的排列成类似腺管状。高倍镜下见癌细胞体积较大,胞质丰富,异型性大。

四、实践作业

1. 描述慢性支气管炎、支气管扩张症、肺气肿、大叶性肺炎、小叶性肺炎、肺癌的病变特点。

2. 标出下列箭头所示病变:

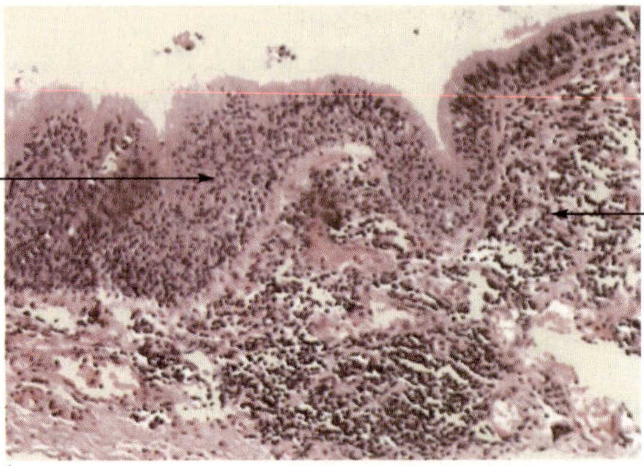

①是__________;②是__________。

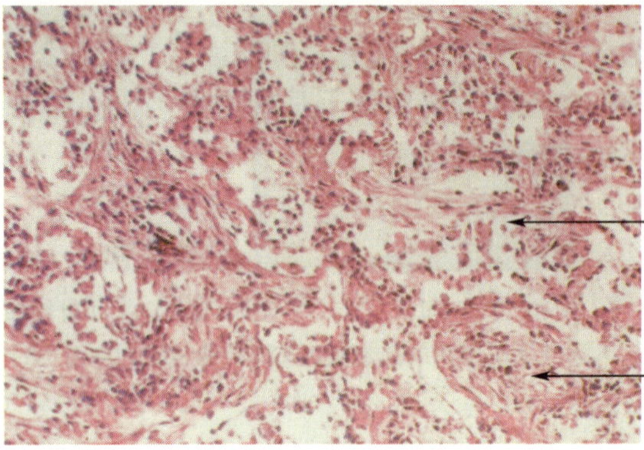

①是__________;②是__________。

3. 绘制大叶性肺炎灰色肝样变期的镜下结构图。

（吴义春）

实践八　心血管系统疾病

一、实践目的

1. 掌握动脉粥样硬化症的基本病变及继发改变。
2. 掌握冠状动脉粥样硬化的病变特点。
3. 掌握心肌梗死的病变特点。
4. 掌握缓进型高血压的基本病变特点。
5. 掌握风湿病的基本病变。
6. 掌握心瓣膜病的病变特点。

二、实践前准备

1. 复习心、动脉的解剖学与组织学，了解正常成人心大小与重量。
2. 复习本章的基本理论知识。

三、实践内容及观察要点

(一) 大体标本

1. 动脉粥样硬化(纤维斑块型)

病变要点：内膜增厚，内膜表层纤维结缔组织增生并发生玻璃样变性。

2. 动脉粥样硬化(粥样斑块型)

病变要点：动脉内膜高低不平，密集分布着许多灰黄色、黄白色的条纹或斑块凸起于内膜表面，尤其以其分支开口处更为明显，有的斑块破溃形成溃疡，病灶间的内膜较光滑。

3. 心肌梗死

病变要点：多发生在左心室前壁、心尖部及室间隔的前 2/3。梗死灶形状不规则如地图样，质软，灰黄色无光泽(新鲜标本)，如伴有出血呈暗红或紫褐色；有的梗死灶呈灰白色，条索状(陈旧梗死灶纤维化)。梗死区心内膜往往有附壁血栓形成，外膜有纤维蛋白渗出。

4. 高血压心脏病

病变要点:心体积增大,重量增加,左心室肌层明显增厚,左心室乳头肌和肉柱明显增粗,心腔不扩张。

5. 高血压肾

病变要点:肾体积缩小,重量减轻,质硬;表面呈细颗粒状,凹凸不平;切面肾皮质变薄,皮髓质分界不清,皮髓质交界处可见小动脉管口呈哆开状。

6. 风湿性心瓣膜病

病变要点:瓣膜明显增厚、变形、无光泽、质较硬、弹性显著减弱,瓣叶相邻处粘连,二尖瓣膜口明显狭窄,左心房后壁内膜纤维化增厚、粗糙。

(二) 组织切片

1. 动脉粥样硬化

病变要点:低倍镜下见动脉内膜增厚,内膜表层纤维结缔组织增生并发生玻璃样变,内膜深层见一片淡伊红染色的无结构的坏死物(粥样斑块)。粥样斑块中有许多呈斜方形、菱形及针形的裂隙,为胆固醇结晶沉积所致。高倍镜下粥样病灶边缘可见许多胞体较大、胞质呈泡沫状的泡沫细胞,病灶周边可见许多新生的毛细血管,还可见少量的淋巴细胞浸润。

2. 心肌梗死

病变要点:低倍镜下见梗死灶呈凝固性坏死,染色浅,形状不规则。高倍镜下见梗死的心肌纤维肿胀、断裂,肌浆伊红深染,横纹模糊不清,核固缩、碎裂或溶解,心肌间质水肿;梗死灶内及边缘大量中性粒细胞浸润。

3. 高血压肾

病变要点:低倍镜下见肾入球小动脉发生玻璃样变,管壁增厚,呈均一的伊红染色,管腔严重狭窄,其旁的肾小球发生纤维化、玻璃样变性,相应的肾小管萎缩、消失;部分肾小球体积增大,肾小管管腔扩张。高倍镜下见间质纤维组织增生及淋巴细胞浸润。

4. 风湿性心肌炎

病变要点:低倍镜下在心肌间质小血管周围可见梭形的风湿小体。高倍镜下见风湿小体中央为伊红色絮状无结构的物质(纤维蛋白样坏死),纤维蛋白样坏死外周为风湿细胞(Aschoff 细胞),此种细胞体积大,呈梭形或多边形,胞质丰富呈淡蓝色或紫色;核大,核染色质集中,并向外延伸成细丝,核膜清楚,横切面似猫头鹰的眼睛(枭眼细胞),纵切面核内的染色质呈毛虫样;病灶的周边可有少量的淋巴细胞、单核细胞浸润。

四、实践作业

1. 描述动脉粥样硬化、风湿小体的病变特点。
2. 标出下图所示病变:

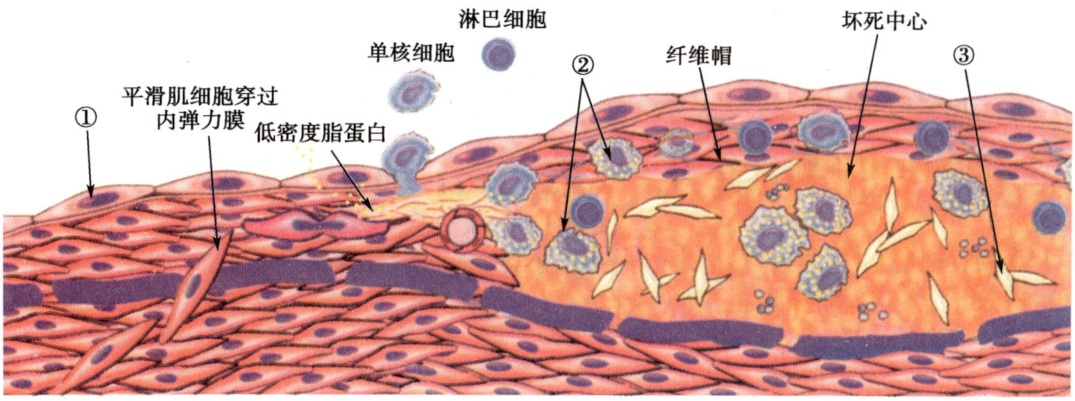

①是__________；②是__________；③是__________。

3. 绘风湿性心肌炎镜下结构图。

（吴义春）

实践九　急性右心衰竭

一、目的与要求

1. 复制急性右心衰竭的动物模型。
2. 观察增加前、后负荷对心功能的影响。
3. 观察急性心力衰竭时血流动力学的变化。

二、实验前准备

家兔，雌(未孕)、雄不拘，重 2～2.5kg。

仪器：生物信号处理系统，压力换能器两套，张力换能器一套，三通管，哺乳动物实验手术器械一套，静脉输液装置一套，注射器(1ml、5ml、10ml、30ml)，丝线，纱布，棉球，兔解剖台，婴儿秤。

试剂：3%戊巴比妥钠，0.1%肝素，生理盐水，液状石蜡。

三、实验方法

1. 家兔称重后，用 3%的戊巴比妥钠(每公斤体重 1ml)由耳缘静脉缓慢注射。麻醉后动物仰卧固定在家兔手术台上。

2. 颈部剪毛，沿甲状软骨下正中切开皮肤 6cm，分离气管、左侧颈总动脉和右侧颈外静脉，各穿两根丝线备用。

3. 由耳缘静脉注入 1%肝素(每公斤体重 1ml)抗凝。

4. 进行右侧颈外静脉和左侧颈总动脉插管。其中右侧颈外静脉插管通过三通开关压力换能器(测中心静脉压)和静脉输液装置，左侧颈总动脉插管通过三通开关连接压力换能器测定动脉血压。

5. 以弯针在动物腹部呼吸最明显处穿线，固定于张力换能器上，调整其松紧程度以描记呼吸曲线。

6. 手术操作完成后，待动物安静稳定 5 分钟，用生物信号处理系统测量各项正常指标(对照值)。并做肝颈静脉反流实验(轻轻推压动物右肋弓 3 秒，记录中心静脉压上升数值)。

7. 急性右心衰竭模型制备

(1)增加右心后负荷(注入液状石蜡):用1ml注射器抽取经水浴加温至37℃的液状石蜡(每公斤体重0.5ml),通过耳缘静脉缓慢注入并密切观察。当血压有明显下降或中心静脉压有明显上升时,即停止注射,观察5分钟。如血压和中心静脉压恢复到原对照水平,可再次缓慢注射少量液状石蜡,直至血压又轻度下降(降低1.33～2.66kPa,为10～20mmHg),或中心静脉压又明显升高为止,然后测记各项指标。

(2)增加右心前负荷(快速输液):以每分钟约每公斤体重5ml的速度快速静脉输入生理盐水。输液过程中观察各项指标的变化。输液量每增加每公斤体重25ml,即测记各项指标1次,输液直至动物死亡。

8. 动物解剖　动物死亡后挤压动物胸壁,观察气管内有无分泌物溢出,并注意其性状。剖开胸、腹腔(注意不要损伤脏器和大血管),观察有无胸水、腹水及其量;观察心各腔体积;肺外观和切面观;肠系膜血管充盈情况,肠壁有无水肿,肝体积和外观情况。最后剪破腔静脉,让血液流出,观察此时肝和心腔体积的变化。

四、注意事项

1. 耳缘静脉注入石蜡时一定要缓慢,否则动物极易死亡。
2. 手术中应尽量避免出血。
3. 压力传感器和插管中应事先充满生理盐水,排除气泡,以免影响实验结果。
4. 注意保持压力换能器和心处于同一平面。

五、实验结果与分析

剪辑打印描记曲线,整理实验结果,将结果填入表内。

急性实验性右心衰竭实验结果

<table>
<tr><th colspan="2"></th><th>收缩压</th><th>舒张压</th><th>中心静脉压</th><th>心率</th><th>呼吸</th></tr>
<tr><td colspan="2">实验前</td><td></td><td></td><td></td><td></td><td></td></tr>
<tr><td colspan="2">注射石蜡后</td><td></td><td></td><td></td><td></td><td></td></tr>
<tr><td rowspan="3">注射生理盐水</td><td>5分钟</td><td></td><td></td><td></td><td></td><td></td></tr>
<tr><td>10分钟</td><td></td><td></td><td></td><td></td><td></td></tr>
<tr><td>15分钟</td><td></td><td></td><td></td><td></td><td></td></tr>
</table>

通过静脉注射液状石蜡,可增加肺动脉压,导致右心室后负荷增加。大量快速注射静脉输液可增加右心室的前负荷。当右心室前后负荷的快速增加超过右心室的代偿能力时,则可发生急性右心功能衰竭。

六、思考题

1. 耳缘静脉注入液状石蜡为什么会引起急性右心衰竭？
2. 快速输液为什么会导致急性右心衰竭？
3. 急性右心衰竭有何临床表现？

（周 洁）

实践十　消化系统疾病

一、实践目的

1. 掌握各种类型胃炎、溃疡病、肝硬化等常见疾病的病理变化特点。

2. 熟悉上述各种常见疾病的并发症及对机体的影响。

3. 熟悉食管癌、胃癌、大肠癌、原发性肝癌等消化系统常见肿瘤的病变特点、病理类型及扩散方式。

二、实践前准备

1. 复习食管、胃、肝等器官的组织学。

2. 复习本章中讲过的基本理论。

三、实践内容及观察要点

1. 溃疡病

大体标本：慢性胃溃疡

病变要点：溃疡位于胃小弯近幽门处，呈圆形或椭圆形，直径在2cm以内；边缘整齐，形如刀切；底部平坦，仅见少量渗出物；溃疡周围黏膜向溃疡处集中呈放射状排列。

组织切片：慢性胃溃疡

病变要点：低倍镜下见切片中凹陷处即为溃疡所在，两侧为正常的胃壁组织。高倍镜下见溃疡底部由里向外分为4层：①渗出层：可见少量渗出的纤维蛋白和中性粒细胞；②坏死层：可见红染、无结构的坏死物质；③肉芽组织层：大量新生的毛细血管和成纤维细胞构成，少量的炎细胞浸润；④瘢痕组织层：大量纤维组织增生，部分发生玻璃样变性，其间可见有的小动脉内膜增厚，管腔狭窄，瘢痕深达浆膜。溃疡周围胃黏膜可有肠上皮化生。

2. 慢性胃炎

组织切片：慢性萎缩性胃炎

病变要点：低倍镜下见病变区的黏膜萎缩变薄，部分腺体变小，数目减少。高倍镜下见主细胞及壁细胞显著减少，黏膜上皮发生明显的肠上皮化生，固有层有不同程度的淋巴细胞与浆细胞浸润。

3. 食管癌

大体标本:各型食管癌

病变要点:①髓质型:癌组织在食管壁内浸润性生长,管壁增厚、管腔狭窄;切面呈灰白色,质地较软,似脑髓状。②蕈伞型:癌组织形成卵圆形扁平肿块突入管腔,肿块表面有浅的溃疡。③溃疡型:癌组织表面形成形状不整、边缘隆起、底部凹凸不平的溃疡。④缩窄型:癌组织在食管壁内广泛浸润,累及食管全周,使癌变部食管明显狭窄,近端食管腔明显扩张,癌变部食管厚而僵硬。

组织切片:食管鳞状细胞癌(低分化)

病变要点:低倍镜下见癌变的鳞状上皮层数增多,排列紊乱,极性丧失。癌细胞突破基底膜呈浸润性生长,与间质分界清楚,癌细胞形成大小不等的癌巢。高倍镜下见癌细胞分化差,癌细胞大小不等,排列紊乱,呈多边形或圆形,核大,病理性核分裂象常见,癌巢中无角化珠和细胞间桥。

4. 胃癌

大体标本:各型胃癌

病变要点:①溃疡型:于胃小弯处可见较大溃疡,直径 2.5cm 左右,溃疡边缘不整齐呈堤状隆起,溃疡附近的黏膜皱襞消失。溃疡底部凹凸不平,可见坏死物质。切面癌组织呈灰白色,浸润胃壁各层。②浸润型:胃壁呈弥漫性增厚,僵硬,胃腔变小,形如革囊(革囊胃)。切面癌组织广泛浸润至胃壁各层,与正常组织界限不清。③蕈伞型:肿瘤主要向胃腔内突起,形成蕈伞状结节,肿瘤表面常见坏死与出血。

组织切片:胃腺癌(低分化)

病变要点:癌细胞有显著异型性,可见大量胞质透明、核偏位的印戒细胞,核分裂象多见;瘤细胞大部分呈条索状在间质中浸润,少数形成不规则腺腔,可见黏液池形成;癌组织浸润胃壁全层。

5. 大肠癌

大体标本:大肠癌(隆起型)

病变要点:肿瘤向肠腔内突出,形成盘状隆起,表面有坏死、出血。

6. 门脉性肝硬化

大体标本:门脉性肝硬化

病变要点:肝体积缩小,重量减轻,质地变硬,表面及切面可见大小比较一致的小结节,直径多小于 0.5cm,很少超过 1cm,结节呈黄褐色,结节周围有薄层纤维组织呈灰白色。

组织切片:门脉性肝硬化

病变要点:低倍镜下见肝正常结构被破坏,增生的纤维结缔组织形成较薄的纤维束将肝组织分隔成岛屿状,形成假小叶。高倍镜下见假小叶内肝细胞排列紊乱,中央静脉缺如、偏位或有两个以上的中央静脉,肝细胞可有脂肪变性、水样变性和肝细胞再生现象;假小叶周围包绕着纤维结缔组织隔,其内有增生的小胆管和淋巴细胞浸润;肝细胞及胆管内可有淤胆或胆栓形成。

7. 坏死后性肝硬化

大体标本:坏死后性肝硬化

病变要点：肝体积缩小，重量减轻，质地变硬，表面及切面布满大小不等的结节，结节大小相差悬殊，直径多在0.5cm以上，结节周围有纤维组织包绕，纤维间隔较宽，宽窄不一。

8. 胆汁性肝硬化

大体标本：胆汁性肝硬化

病变要点：肝体积增大，表面较平滑，切面呈颗粒状，质较硬；表面及切面被胆汁染成深绿色或绿褐色。

9. 原发性肝癌

大体标本：原发性肝癌

病变要点：肝各叶可见多个癌结节弥漫分布，圆形或椭圆形，大小不等，直径数毫米至数厘米，有的融合成较大的结节；被膜下的瘤结节向表面隆起导致肝表面凹凸不平；切面见肝癌无包膜，伴出血坏死。

组织切片：原发性肝癌

病变要点：低倍镜下见癌细胞排列成索状、团状和片状，癌细胞团之间形成肝窦样结构。高倍镜下见分化好的癌细胞与正常的肝细胞相似，呈多边形，胞质丰富，嗜碱性，颗粒状，核大而浓染；分化差的癌细胞异型性明显，病理性核分裂象多见，常见巨核及多核的瘤巨细胞。

四、实践作业

1. 描述溃疡病、各型食管癌、各型胃癌、门脉性肝硬化、原发性肝癌的病变特点。
2. 标出下列箭头所示病变：

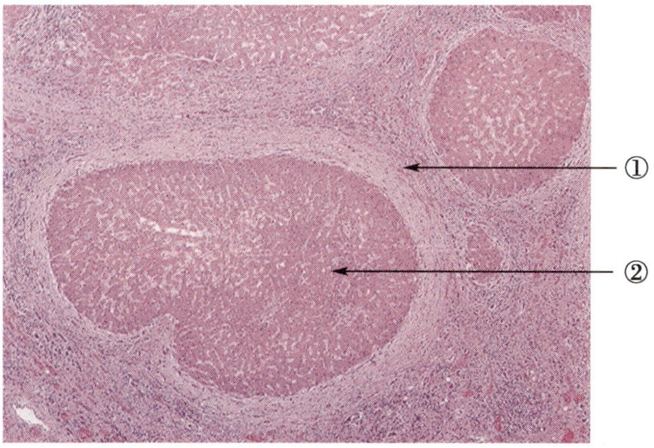

①是__________；②是__________。

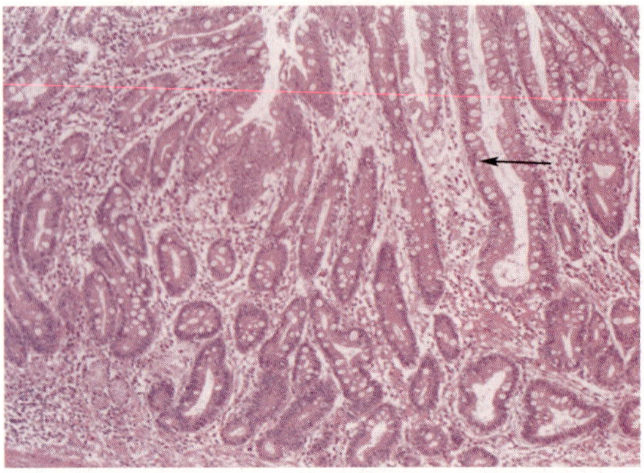

箭头所示的病变是：______________________________。

3. 绘图：在实践报告上绘制胃溃疡或门脉性肝硬化的镜下结构图。

（汪晓庆）

实践十一　泌尿系统疾病

一、实践目的

1. 掌握急性弥漫性增生性肾小球肾炎、急进性肾小球肾炎、慢性肾小球肾炎的病理变化及对机体的影响。

2. 掌握急、慢性肾盂肾炎的病理变化及对机体的影响。

3. 熟悉肾、膀胱肿瘤的常见组织学类型。

二、实践前准备

1. 复习肾、膀胱等器官的组织学。

2. 复习本章中学过的基本理论。

三、实践内容及观察要点

1. 急性肾小球肾炎

大体标本：急性肾小球肾炎

病变要点：肾体积增大，包膜紧张，表面光滑，色暗红，表面及切面可见散在的小出血点，切面皮、髓质界限清楚。

组织切片：急性弥漫性增生性肾小球肾炎、急进性肾小球肾炎

病变要点：①急性弥漫性增生性肾小球肾炎：低倍镜下见病变累及大多数肾小球，肾小球体积增大，肾小球内细胞数目增多，毛细血管闭塞，肾间质充血及炎细胞浸润。高倍镜下见肾小球内主要是毛细血管内皮细胞及系膜细胞弥漫性增生，有少量的中性粒细胞及单核细胞浸润；肾小管上皮细胞混浊肿胀，管腔内偶见蛋白管型，肾间质血管扩张，充血，轻度水肿及炎细胞浸润。②急进性肾小球肾炎：低倍镜下见多数肾小球内有新月体形成。高倍镜下见新月体主要是由层状增生的肾小囊壁层上皮细胞和渗出的单核细胞组成，严重者环绕毛细血管丛形成环状小体；毛细血管丛受压萎缩，肾小囊壁层增厚并与毛细血管丛粘连，肾小囊腔变小或闭塞，肾小球部分或完全纤维化、玻璃样变性；部分肾小球正常或发生代偿性肥大，其所属的肾小管扩张；肾间质可见纤维组织增生及灶状淋巴细胞、单核细胞浸润。

2. 慢性肾小球肾炎

大体标本：慢性肾小球肾炎

病变要点:肾体积缩小,色苍白,质硬,表面高低不平,呈弥漫性细密颗粒状;肾切面皮质变薄,皮髓质界线不清;肾小动脉硬化,管壁增厚,管口呈哆开状;肾盂周围脂肪组织增多。

组织切片:慢性肾小球肾炎

病变要点:低倍镜下见大量肾小球发生纤维化与玻璃样变性,与萎缩纤维化的肾小球相连续的肾小管也萎缩、纤维化或消失,部分肾小球发生代偿性肥大,所属的肾小管也发生扩张。高倍镜下见病变的肾小球发生纤维化与玻璃样变性,其所属的肾小管萎缩、纤维化或消失;部分肾小球发生代偿性肥大,肾小管上皮细胞呈高柱状,有些肾小管管腔扩张成囊状,上皮细胞扁平,肾小管腔内可见各种管型;肾间质内纤维组织增生伴大量的淋巴细胞浸润,间质内细动脉的管壁增厚,玻璃样变性,管腔狭窄。

3. 慢性肾盂肾炎

大体标本:慢性肾盂肾炎

病变要点:肾体积缩小,质硬,表面可见不规则的凹陷性瘢痕,甚至有多数散在的小脓肿形成;切面皮髓质界限模糊,可见许多灰白色条索状瘢痕,肾盂、肾盏扩张变形,肾盂黏膜粗糙、增厚。

组织切片:慢性肾盂肾炎

病变要点:低倍镜下见病变主要位于肾髓质,呈灶状分布,肾间质有大量的纤维组织增生和炎细胞浸润。高倍镜下见肾盂黏膜增厚,有大量的纤维组织增生;部分肾小囊壁增厚、周围纤维化,有的肾小球发生纤维化与玻璃样变性;肾间质水肿,内有淋巴细胞和浆细胞浸润,纤维组织增生。

4. 肾细胞癌

大体标本:肾细胞癌

病变要点:肿瘤多发于肾的上下两极,尤以上极多见;常发生在单侧肾,多为圆形实性肿块,边缘常有假包膜,故与邻近肾组织分界清楚;切面灰白色、干燥,常有出血、坏死,表现出多种颜色相交错的多彩性。

组织切片:肾透明细胞癌

病变要点:癌细胞体积较大,呈圆形或多角形,胞质透亮、淡染,细胞核小而深染,位于细胞中央或边缘;癌细胞排列成片状、条索状、腺泡状或管状,间质有丰富的毛细血管和血窦。

5. 膀胱癌

大体标本:膀胱癌

病变要点:肿瘤多位于膀胱侧壁和膀胱三角区近输尿管开口处,单发或多发,大小不等;分化好的肿瘤多呈乳头状或息肉状,有蒂与膀胱黏膜相连;分化较差的肿瘤常呈扁平状突起,无蒂,底部可向深层肌组织及周围浸润,多伴出血和坏死。

组织切片:膀胱移行细胞癌Ⅰ级

病变要点:肿瘤形成典型的乳头状结构,但形状不规则,乳头中轴为纤维结缔组织;肿瘤细胞有一定异型性,核分裂象少见;细胞层次增多,但极性无明显紊乱。

四、实践作业

1. 描述急性弥漫性增生性肾小球肾炎、急进性肾小球肾炎、慢性肾盂肾炎、肾细胞癌、膀胱癌的病变特点。

2. 标出下列箭头所示病变：

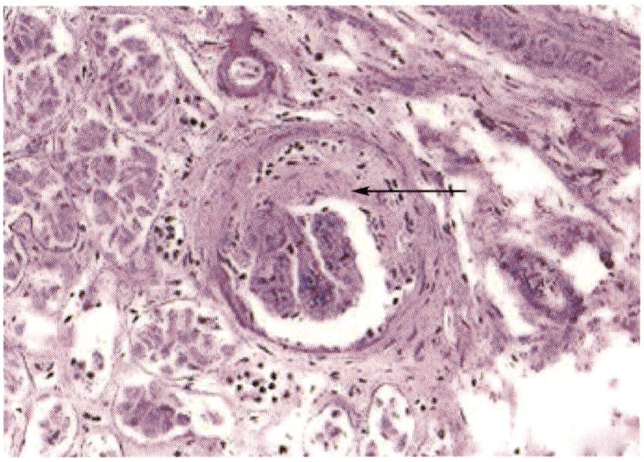

箭头所示的病变是：______________________________。

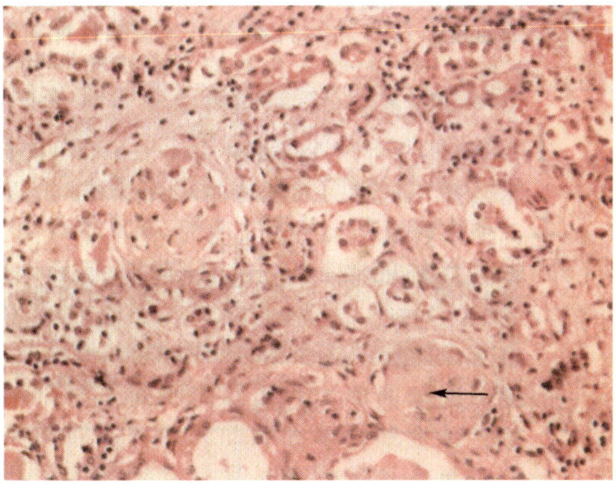

箭头所示的病变是：______________________________。

3. 绘图：在实践报告上绘制急进性肾小球肾炎或肾透明细胞癌的镜下结构图。

（汪晓庆）

实践十二　生殖系统和乳腺疾病

一、实践目的

1. 掌握慢性宫颈炎的病变及类型。
2. 掌握子宫颈癌、子宫平滑肌瘤、葡萄胎、乳腺癌的病理变化。
3. 了解前列腺增生的病理变化。

二、实践前准备

1. 复习子宫、乳腺及前列腺等器官的解剖学和组织学特点。
2. 复习本章中学过的基本理论内容。

三、实践内容及观察要点

(一) 子宫颈癌

大体标本:子宫颈癌(外生菜花型、内生浸润型)

1. 外生菜花型

病变要点:肿块呈结节状、菜花状或乳头状,突起于宫颈表面,灰白色,质脆。

2. 内生浸润型

病变要点:癌组织向宫颈管浸润,宫颈体积增大,表面常因癌组织坏死脱落而形成溃疡。

组织切片:子宫颈鳞状细胞癌

病变要点:低倍镜:癌组织突破基底膜向深部呈浸润性生长,形成癌巢。高倍镜:癌细胞异型性明显,核分裂象多见,可见病理性核分裂象,间质伴有多量的浆细胞和淋巴细胞浸润。

(二) 葡萄胎

大体标本:葡萄胎

葡萄胎是胎盘绒毛膜变性的结果或是由绒毛膜滋养层细胞增生形成的肿瘤。由于绒毛肿大,形成无数圆形、椭圆形薄壁透明的囊泡,内含清液,囊泡大小不等,直径0.3～0.5cm,其间有细蒂相连,成簇状,似葡萄。

组织切片:葡萄胎

病变要点:低倍镜下有3种改变:①绒毛间质高度水肿,疏松淡染;②绒毛间质内的血管消失;③被覆绒毛表面的两种滋养层细胞不同程度地增生。高倍镜:绒毛内层为细胞滋养层

（朗格汉斯细胞层），细胞滋养层细胞呈圆形或多角形，胞质丰富，疏松，淡染，细胞界限清楚，核空泡状，核膜清楚，可见核仁。外层为合体滋养层，合体细胞体积大，形状不规则，胞质红染，多含空泡，多核，核大深染呈椭圆形。

（三）卵巢囊腺瘤

大体标本：卵巢囊腺瘤（黏液性、浆液性）

1. 卵巢黏液性囊腺瘤

病变要点：卵巢组织全部被肿瘤占据，肿瘤体积大小不一，常为单侧，包膜完整，外壁光滑；切面见许多大小不等的囊腔，囊内壁光滑，一般不形成乳头，囊内含灰白色半透明浓稠黏液。

2. 卵巢浆液性囊腺瘤

病变要点：囊肿呈圆形或卵圆形，体积大小不一，表面光滑，单房或多房性。囊内充满稀薄、清亮的浆液，囊内壁如光滑为单纯性浆液性囊腺瘤，如有乳头状突起者，则称为乳头状浆液性囊腺瘤。

组织切片：卵巢乳头状浆液性囊腺瘤、卵巢黏液性囊腺瘤

1. 卵巢乳头状浆液性囊腺瘤

病变要点：低倍镜：肿瘤形成囊腔，部分囊壁呈乳头状增生，囊壁和乳头间质均由含血管的纤维结缔组织构成。高倍镜：囊壁和乳头表面为单层柱状或低立方上皮，核多位于中央，染色质纤细，核仁缺如或不明显，无核分裂象，有时在囊壁和乳头间质内可见圆形钙化小体（砂粒体）。

2. 卵巢黏液性囊腺瘤

病变要点：囊壁内表面衬以单层柱状上皮，胞质含清亮黏液，核位于基底部，大小、形态比较一致，染色质纤细，无明显核仁，无核分裂象，间质主要为纤维结缔组织。黏液染色呈阳性反应。

（四）乳腺癌（硬癌）

大体标本：乳腺癌

病变要点：乳腺表面皮肤呈橘皮样外观，乳头下陷。乳房切面肿块呈灰白色，无包膜，与乳腺组织分界不清，癌组织周围可见到粗细不等的灰白色条索向四周延伸。

组织切片：乳腺癌（髓样癌、硬癌）

1. 乳腺癌（髓样癌）

病变要点：低倍镜：肿瘤组织由弥漫分布的癌细胞组成，其内有少量纤维结缔组织。高倍镜：癌细胞体积较大，呈多角形，胞质略嗜碱性。核大，形态不一，染色深，核仁明显，核分裂象多见。

2. 乳腺癌（硬癌）

病变要点：低倍镜：癌细胞呈团状或条索状，散在分布于大量胶原之中。高倍镜：癌细胞呈实性的团状或条索状排列，癌细胞大小不等，呈梭形或多角形，核深染，可见核分裂象。

（五）前列腺增生

大体标本：前列腺增生

病变要点：增生的前列腺为灰白色结节状。切面呈灰白色、灰黄色蜂窝状，质韧，指压可有白色混浊液体溢出。

组织切片：前列腺增生

病变要点:低倍镜:前列腺腺体、平滑肌和纤维组织呈不同程度的增生。高倍镜:腺上皮增生活跃呈乳头状突入腺腔,腺上皮多呈单层立方或高柱状,排列整齐,核位于基底部,腺腔中可见红染的同心圆层状浓缩分泌物(淀粉样小体),间质中可有淋巴细胞浸润。

四、实践作业

1. 描述子宫颈癌的大体标本和组织切片的病变特点。
2. 标注下图所示的病变。

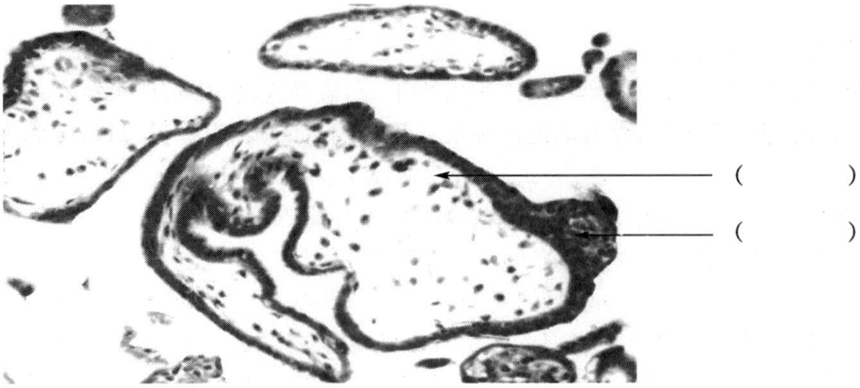

3. 绘制子宫颈鳞状细胞癌镜下结构图。

(马　越)

实践十三　内分泌系统疾病

一、实践目的

1. 掌握弥漫性毒性甲状腺肿、甲状腺腺瘤及甲状腺癌的病理变化。
2. 熟悉非毒性甲状腺肿、糖尿病的病理变化。
3. 了解慢性甲状腺炎的病理变化。

二、实践前准备

1. 复习甲状腺、胰腺等器官的组织学。
2. 复习本章中讲过的基本理论。

三、实践内容及观察要点

1. 弥漫性毒性甲状腺肿

大体标本：弥漫性毒性甲状腺肿

病变要点：甲状腺对称性弥漫肿大，重量增加，质地较软，表面光滑无结节形成；切面灰红，胶质含量少。

组织切片：弥漫性毒性甲状腺肿

病变要点：低倍镜下见滤泡弥漫增生，数目增多。高倍镜下见滤泡上皮呈柱状，上皮组织明显增生向腔内呈乳头状突起，滤泡大小形态不一，含胶质较少；滤泡边缘部胶质内有许多圆形空泡，示胶质吸收现象；胶质中有大量淋巴细胞，伴有淋巴滤泡形成，间质血管明显扩张充血。

2. 结节性甲状腺肿

大体标本：结节性甲状腺肿

病变要点：甲状腺肿大，有包膜但包膜不完整，表面形成大小不等的结节，结节常发生出血和囊性变；切面灰白、灰褐色，呈大小不等结节状分隔。

组织切片：结节性甲状腺肿

病变要点：低倍镜下见间质纤维组织增生，分割包绕形成结节状病灶。高倍镜下见部分滤泡上皮呈柱状或乳头样增生，小滤泡形成；部分上皮复旧或萎缩，胶质贮积。

3. 甲状腺腺瘤

大体标本:甲状腺腺瘤

病变要点:多为单发的结节状肿块,挤压周围正常组织,包膜完整,与周围正常组织分界清楚;切面均质,呈暗红或棕黄色,有的腺瘤中央可发生囊性变、纤维化或钙化。

组织切片:滤泡性腺瘤、乳头状腺瘤

病变要点:

(1)滤泡性腺瘤:根据肿瘤组织中滤泡的分化程度和特征,又可分为5种亚型:①单纯型腺瘤:与正常甲状腺滤泡类似,滤泡大小较一致,间质少;②胎儿型腺瘤:由许多小而一致、含有少量胶质的小滤泡组成,类似胎儿甲状腺组织,间质较丰富,水肿或黏液变性;③胚胎型腺瘤:瘤细胞小,排列成小片状或条索状,间质结缔组织疏松;④胶样腺瘤:由大滤泡或大小不一的滤泡组成,充满胶质,间质少;⑤嗜酸性粒细胞腺瘤:瘤细胞呈大多边形,核小,胞质丰富,有嗜酸性颗粒,排列成巢状或索状。

(2)乳头状腺瘤:滤泡上皮排列成单层,呈乳头状向腔内突起,滤泡常形成较大囊腔,间质少。

4. 甲状腺癌

大体标本:甲状腺癌

病变要点:肿瘤多呈圆形结节状,无包膜或包膜不完整,与周围正常组织分界不清;切面灰白或棕灰色,常伴有囊性变、出血和坏死。

组织切片:甲状腺乳头状癌、甲状腺滤泡癌

病变要点:①甲状腺乳头状癌:低倍镜下见癌细胞呈乳头状排列,乳头分支较多。高倍镜下见癌细胞呈柱状,核染色质少,呈透明或毛玻璃状,无核仁;乳头中央有纤维血管间质,间质内常见砂粒体。②甲状腺滤泡癌:可见分化程度不等的滤泡,分化差的呈实性片状,瘤细胞异型明显。

5. 慢性甲状腺炎

组织切片:慢性淋巴细胞性甲状腺炎

病变要点:低倍镜下见甲状腺实质广泛破坏、萎缩,纤维组织增生。高倍镜下见大量淋巴细胞及嗜酸性粒细胞浸润,淋巴滤泡形成。

6. 糖尿病

组织切片:2型糖尿病胰岛

病变要点:胰岛B细胞明显减少,可见胰岛淀粉样变性。

四、实践作业

1. 描述结节性甲状腺肿、甲状腺腺瘤、甲状腺癌、糖尿病胰岛的病变特点。

2. 标出下列箭头所示病变:

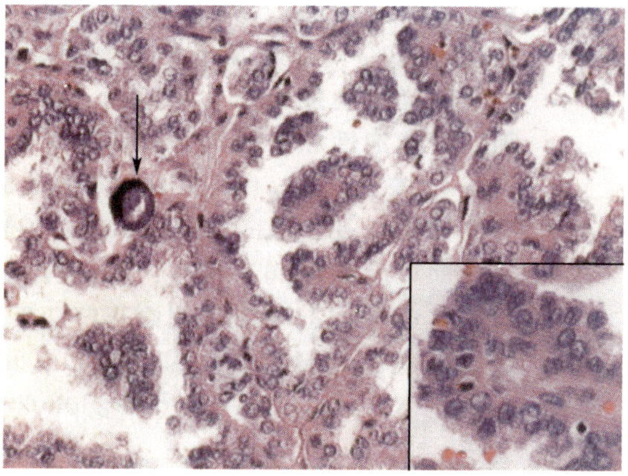

箭头所示的病变是：______________________________。

3. 绘图：在实践报告上绘制结节性甲状腺肿镜下结构图。

（汪晓庆）

实践十四　传　染　病

一、实践目的

1. 掌握结核病的基本病理变化及其转归；原发性肺结核的病变特征及其转向恶化方式；继发性肺结核的类型及其病变特征。

2. 熟悉伤寒、细菌性痢疾的病变特征。

3. 了解肺外器官结核(肠、腹膜、肾、骨等)的病变特征。

4. 掌握几种常见急性传染病的病理形态特点及其临床病理联系。

二、实践前准备

1. 复习与常见传染病有关的器官组织学(消化道、呼吸系统等)。

2. 复习传染病一章中学过的理论知识。

三、实践内容及观察要点

(一) 大体标本

1. 肺结核原发综合征病灶

病变要点：肺上叶下部(或下叶上部)近胸膜，有一圆形干酪样坏死病灶，直径 1.0cm 左右。切面灰黄色，质致密。肺门支气管周围淋巴结增大，切面呈干酪样坏死(结核性淋巴管炎，肉眼一般不易辨认)。

2. 慢性纤维空洞型肺结核

病变要点：肺上叶有一陈旧性厚壁空洞，空洞壁由灰白色纤维组织构成，内壁附有干酪样坏死物质。空洞周围肺组织纤维化，胸膜增厚。其余肺组织(肺下叶)，可见多个新旧不一、大小不等的结核病灶。

3. 急性粟粒型肺结核

病变要点：两肺表面胸膜下及切面均见粟粒大小灰白略带黄色的小结节，弥漫均匀分布，大小一致，形态相似(为什么?)。

4. 脊柱结核

病变要点：脊柱纵切面，脊柱向后凸起(为什么?)，该处椎体和棘突破坏，有干酪样坏死灶，椎体与椎体间的椎间盘也同时受累破坏，造成驼背畸形。

5. 细菌性痢疾

病变要点：乙状结肠或直肠黏膜皱襞消失，表面被覆一层灰黄色或灰褐色、干燥似“糠皮”状的假膜，部分区域假膜脱落形成大小不一、形状不规则的浅表地图样溃疡，肠黏膜增厚（为什么?）。

6. 肠伤寒

病变要点：回肠黏膜孤立及集合淋巴滤泡增生肿胀隆起，呈圆形或椭圆形，表面有沟形凹陷，类似脑回状。呈黄色或黄绿色（为什么?）。坏死脱落后形成圆形或椭圆形溃疡，其长轴与肠管平行。

7. 流行性脑脊髓膜炎

病变要点：大脑表面脑膜血管扩张充血，蛛网膜下隙有灰黄色脓液堆积，尤以脑沟内更为明显，使脑沟、脑回结构被脓液掩盖，模糊不清。

8. 梅毒性主动脉炎

病变要点：升主动脉内膜粗糙不平，呈树皮样，其皱纹粗细、长短及疏密不一。主动脉瓣叶间有分离且增厚。主动脉内膜伴有粥样硬化病变（脂质条纹、斑块、溃疡及钙化）。左心室明显肥厚扩张，部分标本主动脉起始部上方见主动脉壁向外膨出，形成动脉瘤。

（二）组织切片

1. 急性粟粒型肺结核（结核结节）

病变要点：肺组织内有许多大小相似的结核结节，散在分布。典型的结核结节中央见朗格汉斯巨细胞（细胞体积大，胞质内有多个核排列于细胞周边，呈花环状或马蹄状），周围见数量较多的类上皮细胞（呈梭形或多边形，胞质丰富，细胞之间分界不清）。再外围是大量淋巴细胞。有的结节中央可发生干酪样坏死。

2. 慢性纤维空洞型肺结核

病变要点：肺内空洞壁结构由内至外三层：干酪样坏死层；结核性肉芽组织层；瘢痕层。附近的肺组织见代偿性肺气肿及纤维组织增生。结核性肉芽组织由毛细血管、成纤维细胞、类上皮细胞及淋巴细胞等组成，并有朗格汉斯巨细胞散在分布。

3. 肠伤寒

病变要点：回肠黏膜下淋巴滤泡中见大量巨噬细胞增生（伤寒细胞），聚集成团，形成伤寒小结。伤寒细胞体积大，圆形或椭圆形，胞质内常吞噬有淋巴细胞、红细胞或坏死的细胞碎片。

4. 急性化脓性脑膜炎

病变要点：蛛网膜下隙间隙增宽，充满大量中性粒细胞和脓细胞，大脑及蛛网膜下隙内的血管扩张、充血。脑实质炎症反应不明显。

5. 乙型脑炎

病变要点：脑血管扩张充血，血管周围间隙加宽，淋巴细胞、单核细胞围绕血管周围形成袖套状浸润。神经细胞变性、肿胀，Nissl 小体消失，核偏位，可见神经细胞被少突胶质细胞围绕，形成神经细胞卫星现象。其两旁的神经细胞胞质内可见小胶质细胞侵入，形成噬神经细胞现象。脑组织中还可有多个筛状软化灶，软化灶内神经组织溶解消失。小坏死灶内胶质细胞增生形成胶质结节。

6. 梅毒性主动脉炎

病变要点：主动脉血管壁增厚，管腔狭窄，管周有成堆之浆细胞和淋巴细胞浸润。中膜及外膜中毛细血管增多、充血(弹力纤维染色可显示中膜层弹力纤维部分消失断裂,被胶原纤维所代替),内膜有不规则性纤维增厚,并伴脂质沉积及玻璃样变。

7. 尖锐湿疣

病变要点:表皮呈疣状或乳头状增生,上皮脚延长,呈假上皮瘤样改变。表皮角化层细胞增生并角化不全,棘层细胞层次增厚。颗粒层和棘层见大量上皮细胞的核增大、染色质深染、核边缘不整齐、核周有空晕,整个细胞呈空泡状的凹空细胞(挖空细胞)。真皮层毛细血管扩张,有不等量的慢性炎细胞浸润。

四、实践作业

1. 描述急性粟粒型肺结核、脊柱结核、细菌性痢疾的肉眼形态特征。描述慢性纤维空洞型肺结核、尖锐湿疣的组织学结构特征。

2. 标出肺结核原发综合病灶、急性病毒性肝炎、流行性脑脊髓膜炎、肠伤寒标本箭头所示病变。

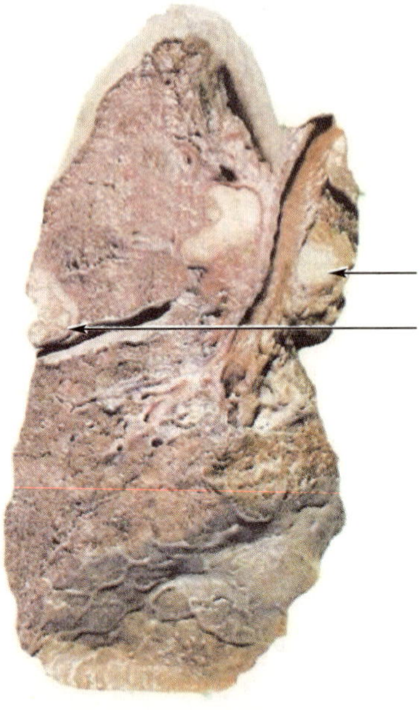

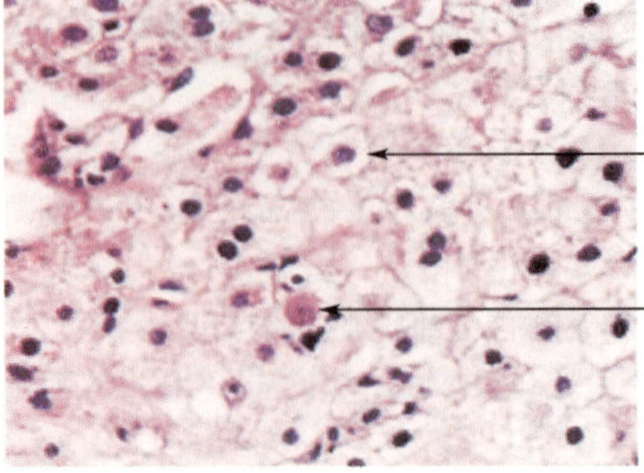

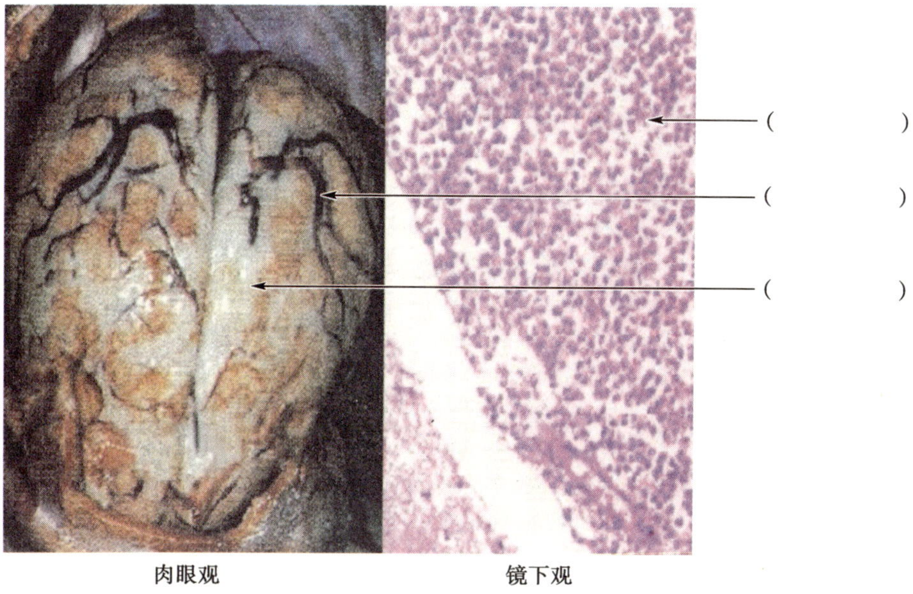

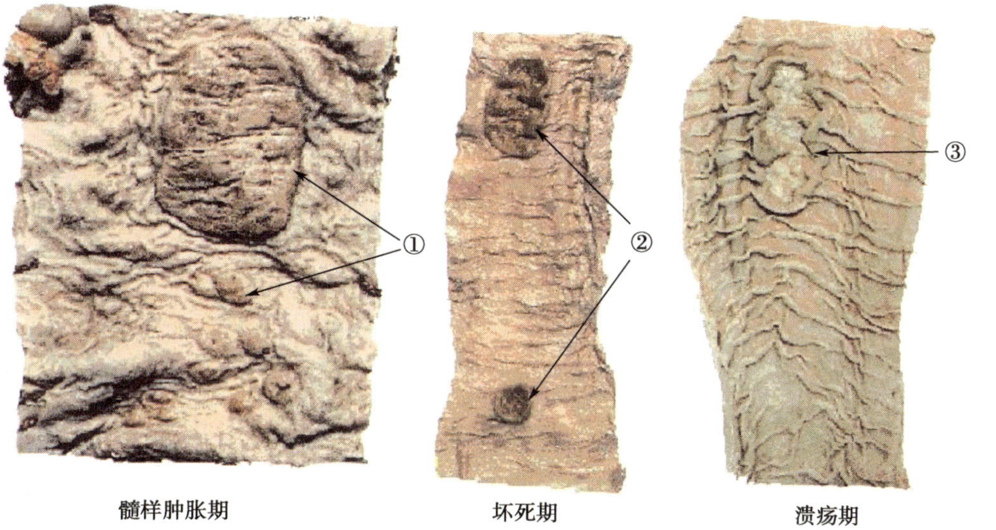

①是__________；②是__________；③是__________。

3. 绘出结核结节组织学简图。

（丁运良）

实践十五　寄生虫病

一、实践目的

1. 掌握肠阿米巴病的病变特点，解释其临床表现。
2. 观察血吸虫肝硬化的病变特点，解释其临床表现。
3. 对比细菌性痢疾、肠阿米巴病、伤寒、血吸虫病四个肠道传染病的病变特点及后果。

二、实践前准备

1. 复习肝、肠等器官的组织学。
2. 复习阿米巴病和血吸虫病的基本理论。

三、实践内容及观察要点

(一) 阿米巴病

1. 肠阿米巴

大体标本：结肠阿米巴病

观察要点：结肠黏膜面有灶性溃疡，观察其形状是否呈不规则地图状。切面见溃疡呈口小底大的烧瓶状，深达肌层。有的溃疡互相沟通，致使溃疡间黏膜亦遭破坏而呈破絮状。局部肠壁明显增厚。

组织切片：肠阿米巴病

观察要点：结肠壁有一深达黏膜下层的溃疡，溃疡底部可见淡染无结构坏死组织，溃疡边缘组织中常见滋养体（滋养体多呈圆形，比单核细胞稍大。胞核小而圆，胞质丰富呈嗜碱性，有时可见吞噬的红细胞及组织碎片。）

2. 肠外阿米巴病

大体标本：阿米巴肝脓肿

观察要点：肝体积增大，切面注意观察“脓肿”的部位、大小及脓肿内容物。脓肿边缘是否残留灰白色破絮状物。“脓肿”周围肝组织是否受压变致密。

组织切片：阿米巴肝脓肿

观察要点：脓液为淡红染色，在坏死组织与正常组织交界处可查见阿米巴滋养体，周围炎症反应较轻。慢性阿米巴肝脓肿周围可见肉芽组织及纤维组织增生。

（二）血吸虫病

1. 血吸虫病肠

大体标本：肠血吸虫病

观察要点：结肠肠壁增厚，黏膜粗糙或呈颗粒状，部分脱落形成小溃疡，其中有的溃疡底部可见棕黄色小颗粒。这种病变是早期还是晚期变化？根据是什么？

组织切片：肠血吸虫病

观察要点：肠黏膜及黏膜下有大量虫卵沉积，注意观察周围是否有增生纤维包裹，是否伴有炎症细胞浸润。这些炎症细胞以何种类型为主？

仔细观察有无典型的嗜酸性脓肿和假结核结节（schistosoma granuloma）病变。为什么？

2. 血吸虫病肝

大体标本：血吸虫病肝硬化

观察要点：肝表面被纵横浅沟纹分割呈分叶状。注意观察：纤维组织增生在什么部位比较明显？门静脉管腔是否阻塞？为什么？

组织切片：血吸虫病肝硬化

观察要点：病变主要在汇管区，有较多的血吸虫虫卵沉积。重点观察虫卵引起的新旧不同的病变（即嗜酸性肿与假结核结节）。汇管区扩大，纤维组织增生，但肝小叶的结构尚好。

根据这些病变推测可出现哪些临床表现？

四、实践作业

1. 肠阿米巴病、伤寒病、肠结核及痢疾在肠道表面形成的溃疡有何异同？

2. 通过血吸虫性肝硬化大体标本及组织切片观察，解释为什么临床上有大量腹水形成。

（杨　红）

第二部分

习题集

绪　论

一、名词解释

1. 病理学
2. 病理生理学
3. 尸检
4. 活检

二、填空题

1. 病理学是研究__________、从而阐明__________的医学科学。由于研究角度和实验手段的不同，现代病理学逐渐演变分化为病理学和病理生理学两门学科，前者较偏重于疾病的__________变化，后者则侧重疾病的__________变化。

2. 病理学在__________医学和__________医学各学科间起到__________作用。

3. 人体病理学研究方法主要有__________、__________和__________；实验病理学研究方法主要有__________和__________。

4. 临床病理的主要工作是__________和__________。

5. 活检是采用________、________、________、________等方法取得患者________病变组织进行病理检查，目的在于：在活体情况下对患者作出诊断；对术中患者作出诊断，协助选择术式和手术范围；随诊观察病情，判断疗效；采用组织化学和细胞化学等方法对病变部位蛋白质、酶、糖、核酸等的结构和功能进行测定。

三、选择题

A 型题

1. 下列有关病理学的说法错误的是
   A. 现代病理学可分为病理学和病理生理学两门学科
   B. 病理学和病理生理学的内容都包括总论和各论两方面
   C. 病理学偏重于疾病的功能代谢变化，病理生理学则侧重疾病的形态变化
   D. 病理学以基础医学各学科为基础，为临床医学各学科提供重要的背景知识，在两者之间起到重要的桥梁作用
   E. 病理学是一门实验性和实用性均很突出的学科，病理组织学和细胞学诊断是许多疾病特别是肿瘤的最后确诊手段

2. 下列除了哪一项外，均是活检的目的？
   A. 在活体情况下对患者作出诊断
   B. 对术中患者作出即时诊断
   C. 定期活检随诊病情
   D. 发现某些特殊种类疾病
   E. 可用于组织化学和免疫组织化学
3. 有关细胞学检查的说法哪一项是错误的？
   A. 方法简便
   B. 患者痛苦小
   C. 结果准确，多数不需配合活检证实
   D. 可广泛用于妇产科、呼吸科等临床科室
   E. 细胞学涂片国际上多采用巴氏染色
4. 病理学对人体研究的常见三大内容是
   A. 尸体解剖、细胞学检查、免疫组化检查
   B. 活体组织检查、免疫组化检查、细胞学检查
   C. 细胞学检查、尸体解剖、电子显微镜检查
   D. 尸体解剖、活体组织检查、细胞学检查
   E. 尸体解剖、活体组织检查、磁共振检查
5. 下列哪项不是病理学的研究范畴？
   A. 病因
   B. 发病机制
   C. 疾病的治疗
   D. 病变组织的形态结构
   E. 病变机体的功能、代谢变化
6. 活检采取病变组织的方法有
   A. 局部切除
   B. 内镜钳取
   C. 深部脏器穿刺
   D. 搔刮
   E. 以上均可
7. 临床上最广泛应用的病理学研究方法是
   A. 活检
   B. 尸体解剖
   C. 动物实验
   D. 组织、细胞培养
   E. 核酸杂交技术

B 型题

问题 8～13：
   A. 肉眼观察病变组织
   B. 光镜下观察病变组织
   C. PAS 反应
   D. PCR
   E. 流式细胞术
   F. 电镜下观察细胞器如线粒体的形态结构

8. 分子生物学技术
9. 组织化学和免疫组织化学观察
10. 大体观察
11. 超微结构观察
12. 形态计量、分析技术
13. 组织学与细胞学观察

问题 14～16：

A. Morgagni　　B. Virchow　　C. Bernard

14. 建立了器官病理学

15. 建立了实验病理学

16. 建立了细胞病理学

X 型题

17. 临床病理学常用的检查方法是

A. 尸检　　B. 活检　　C. 细胞学检查

D. 动物实验　　E. 细胞培养

18. 实验病理学常用的研究方法有

A. 动物实验　　B. 活检　　C. 尸检

D. 细胞学检查　　E. 组织、细胞培养

四、问答题

1. 说出病理学研究的主要任务及其在医学中的地位。

2. 请说明病理学的研究方法和观察方法。

选择题参考答案：

A 型题

1. C　2. D　3. C　4. D　5. C　6. E　7. A

B 型题

8. D　9. C　10. A　11. F　12. E　13. B　14. A　15. C　16. B

X 型题

17. BC　18. AE

（陈命家）

第一章 疾病概论

一、名词解释

1. 健康
2. 疾病
3. 亚健康
4. 病因
5. 完全康复
6. 不完全康复
7. 猝死
8. 脑死亡

二、填空题

1. 健康是__________、__________和__________的完好状态，而不仅是没有__________和__________。

2. 健康和__________是相对立而存在的，在两者之间存在的中间状态称为__________。

3. 疾病的经过有__________、__________、__________和__________等几个阶段。

4. 疾病的转归有__________、__________及__________。

5. 传统死亡可分为__________、__________和__________三个阶段。

6. 引起或促进疾病发生并赋予该病特征的因素称为__________，它是医学研究的核心问题，它大致可分为__________、__________和__________等几方面。

7. 脑死亡是指包括__________、__________，特别是__________各部分在内的全脑功能__________丧失导致的个体死亡。

三、选择题

A 型题

1. WHO 对健康的定义
   A. 是身体上的完好状态
   B. 是精神上的完好状态
   C. 是社会适应上的完好状态
   D. 是精神上和身体上的完好状态
   E. 是身体上、精神上和社会适应上的完好状态
2. 下列说法错误的是
   A. 健康只包括身体上的完好，与精神心理无关

B. 健康不仅是身体上的完好，还包括精神心理上和社会适应上的完好状态
C. 精神心理上和社会适应上的健康完好对人类尤为重要
D. 健康是人类生存的基本权利
E. 全面健康以生理健康为基础，心理健康为条件，优质环境作保障

3. 下列说法正确的是
A. 症状指疾病的客观表现，能用临床检查的方法查出
B. 体征是患者主观上的异常感觉和病态改变
C. 不同的疾病可出现相同的症状、体征，相同的疾病也可出现不同的症状和体征
D. 相同的病理变化可发生在不同的疾病中，一种疾病只能有一种病理改变
E. 以上都不对

4. 下列属于亚健康状态的是
A. 急性上呼吸道感染　　B. 肝炎患者
C. 表面抗原阳性，转氨酶等指标尚正常　　D. 高血压病功能紊乱期
E. 以上都不对

5. 下列不属于亚健康状态的是
A. 疲劳综合征　　B. 衰老　　C. 更年期综合征
D. 经前期综合征　　E. 卓-艾氏综合征

6. 下列哪种疾病好发在女性？
A. 动脉粥样硬化　　B. 胃癌　　C. 肺癌
D. 胆石症、胆囊炎　　E. 血吸虫病

7. 下列哪种疾病好发生在男性？
A. 地方性甲状腺肿　　B. 甲状腺功能亢进
C. 肾盂肾炎　　D. 钩端螺旋体病
E. 胆囊炎

8. 下列疾病不属于心身疾病的是
A. 冠心病　　B. 骨折　　C. 高血压病
D. 溃疡　　E. 神经官能症

9. 疾病发生的细胞机制中，错误的是
A. 致病因素可直接损害组织细胞
B. 致病因素可引起细胞膜功能障碍，如细胞膜上各种离子泵
C. 致病因素可引起细胞器功能障碍，尤其是内质网和高尔基体
D. 许多病原微生物能产生毒素或在细胞内繁殖导致组织和细胞损伤
E. 许多病原微生物可通过其抗原性诱发细胞免疫反应，引起组织细胞损伤

10. 下列关于死亡的说法错误的是
A. 死亡是生命运动的终止　　B. 个体死亡时体内细胞同时死亡
C. 死亡可分为生理性和病理性两种　　D. 病理性死亡远多于生理性死亡
E. 死亡通常是一个渐进性过程

11. 判断临床死亡的标志是
A. 出现尸冷、尸斑、尸僵等变化　　B. 血压为零
C. 脑死亡　　D. 出现下颌式呼吸

E. 处于深昏迷状态

12. 对缺氧耐受能力最差的器官是

A. 心　　B. 肾　　C. 肝

D. 脑　　E. 肺

13. 临床上判断脑死亡的首要指标是

A. 颅神经反射消失

B. 无自主呼吸,施行人工呼吸 15 分钟后仍未恢复

C. 对外界刺激完全失去反应

D. 大脑电沉默

E. 脑血液循环停止

14. 我国目前疾病谱的变化主要表现为

A. 传染病增多,恶性肿瘤增多,心脑血管疾病增多

B. 传染病减少,恶性肿瘤减少,心脑血管疾病减少

C. 传染病减少,恶性肿瘤增多,心脑血管疾病增多

D. 传染病减少,恶性肿瘤增多,心脑血管疾病减少

E. 传染病增多,恶性肿瘤增多,心脑血管疾病减少

15. 疾病发生的外界因素不包括

A. 种族因素　　B. 物理因素　　C. 化学因素

D. 生物因素　　E. 营养因素

B 型题

问题 16～19：

下列各种因素分别属于哪一种致病因素？

A. 生物性因素　　B. 物理性因素　　C. 化学性因素

D. 营养性因素

16. 蛇毒

17. 噪声

18. HIV

19. 缺碘

问题 20～23：

下列各种疾病分别主要是由何种因素引起的？

A. 甲亢　　B. 类风湿性关节炎　　C. 血友病

D. 先天性心脏病

20. 免疫因素

21. 遗传因素

22. 先天因素

23. 神经内分泌因素

问题 24～27：

A. 完全康复　　B. 不完全康复

24. 大叶性肺炎

25. 脑出血后上下肢活动不灵

26. 急性甲型肝炎
27. 烧伤后产生瘢痕

问题 28～33：

A. 体征　　B. 症状

28. 恶心、呕吐
29. 白细胞 $16.8\times10^9/L$
30. 黄疸
31. 头痛
32. 腹泻
33. 二尖瓣收缩期吹风样杂音

问题 34～38：

A. 维生素 D 缺乏　　B. 缺碘　　C. 高脂血症
D. 缺铁　　E. 缺锌

34. 冠心病
35. 异食癖、生长发育迟缓
36. 地方性甲状腺肿
37. 佝偻病
38. 贫血

问题 39～42：

A. 遗传性疾病　　B. 遗传易感性疾病

39. 精神分裂症
40. 先天愚型
41. 血友病
42. 糖尿病

X 型题

43. 下列说法正确的是
A. 健康即意味着没有疾病，反之亦然
B. 健康和疾病是相对立的，两者之间不存在中间状态
C. 健康和疾病之间有中间状态，即亚健康状态
D. 处于亚健康状态的人体既不像健康人，也不像患者
E. 处于亚健康状态的机体各系统的生理功能和代谢过程活力降低
44. 以下说法正确的是
A. 疾病的自然进程和转归大致可分为易感期、发病前期、发病期和发病后期等几个阶段
B. 发病前期是疾病预防的最佳时期
C. 易感期是早期发现和诊断疾病的良好时机
D. 发病期需要及时的治疗和护理
E. 对传染病而言，发病期应严格隔离措施
45. 临床死亡期时，表述正确的是
A. 瞳孔散大固定，对光反射消失　　B. 自主呼吸、心跳停止

C. 细胞和组织代谢活动停止　　D. 延髓处于极度抑制状态
E. 生命已结束

46. 判断脑死亡最可靠的指标是
A. 无自主呼吸,施行人工呼吸 15 分钟后仍未恢复
B. 瞳孔反射、角膜反射等颅神经反射均消失
C. 大脑电沉默
D. 出现不可逆性昏迷和对外界刺激完全失去反应
E. 血管造影示脑血液循环停止

47. 随着我国生活水平的提高,冠心病、高血压病等心血管疾病的发病率处于上升趋势,为了预防这类疾病,需要采取的措施是
A. 多吃保健品
B. 低盐饮食,少吃高热量、高脂肪食物
C. 多运动
D. 预防性使用扩张冠状动脉和扩张小血管的药物
E. 不吸烟

四、问答题

1. 什么是疾病? 什么是健康? 什么是亚健康状态? 三者之间有何联系?
2. 引起疾病发生的原因都有哪些种类? 每种种类中各举一例。
3. 疾病的经过有哪些?
4. 疾病转归期有几种走向?
5. 传统的死亡可分为哪几个阶段? 各有何表现?
6. 什么是脑死亡? 脑死亡的判断标准有哪些?

选择题参考答案:

A 型题

1. E　2. A　3. C　4. C　5. E　6. D　7. D　8. B　9. C
10. B　11. C　12. D　13. B　14. C　15. A

B 型题

16. C　17. B　18. A　19. D　20. B　21. C　22. D　23. A　24. A
25. B　26. A　27. B　28. B　29. A　30. A　31. B　32. B　33. A
34. C　35. E　36. A　37. A　38. D　39. B　40. A　41. A　42. B

X 型题

43. CDE　44. ADE　45. ABD　46. CE　47. BCE

（陈命家）

第二章　细胞和组织的适应、损伤与修复

一、名词解释

1. 萎缩
2. 肥大
3. 增生
4. 化生
5. 变性
6. 坏死
7. 凝固性坏死
8. 液化性坏死
9. 坏疽
10. 干性坏疽
11. 湿性坏疽
12. 气性坏疽
13. 机化
14. 糜烂
15. 溃疡
16. 空洞
17. 瘘管
18. 窦道
19. 凋亡
20. 再生
21. 肉芽组织
22. 创伤愈合

二、填空题

1. 适应在形态上一般表现为________、________、________、________。损伤主要有________和________两种。

2. 病理性萎缩主要包括________、________、________、________和________五种类型。

3. 细胞水肿或称________，系因________受损________生成减少、细胞膜________功能障碍而导致________内________和________的过多积聚。

4. 玻璃样变又称________，指________或________中出现均质、嗜伊红半透明状________蓄集，可发生在________、________和________。

5. 细胞________的变化是细胞坏死的主要标志，表现为________、________和________。

6. 坏死的结局包括________、________、________、________。

7. 凋亡又称________，它的主要形态特点是形成________。

8. 修复的基础是________。

9. 肉芽组织的主要成分有________和________，常伴有多少不等的________。

10. 骨折愈合的基本过程是__________、__________、__________和__________。

三、选择题

A 型题

1. 某患者一侧输尿管结石致肾盂积水、肾萎缩，这种萎缩主要属于下列类型中的哪一种？
   A. 营养不良性萎缩　B. 失用性萎缩　C. 生理性萎缩
   D. 压迫性萎缩　E. 内分泌性萎缩
2. 下列说法哪种是错误的？
   A. 萎缩是指实质细胞、组织或器官的体积缩小
   B. 肥大是指细胞、组织或器官体积增大
   C. 增生是指细胞数量增多
   D. 一种分化成熟的细胞转变为另一种分化成熟的细胞的过程称为化生
   E. 萎缩、肥大、增生、化生是适应的四种主要形式
3. 萎缩的心颜色变深，其原因是萎缩的心肌细胞内含有
   A. 黑色素颗粒　B. 脂褐素颗粒　C. 含铁血黄素颗粒
   D. 胆红素　E. 炭尘
4. 心外膜增生的脂肪组织沿间质伸入心肌细胞间的现象，称为
   A. 心肌脂肪变　B. 心肌脂肪浸润　C. 心肌坏死
   D. 心肌炎　E. 以上都不是
5. 脂肪变性最常发生的器官
   A. 肝　B. 心　C. 肾
   D. 骨骼肌　E. 脾
6. 下列哪种说法是错误的？
   A. 坏死可直接发生，但多数是由变性发展而来
   B. 坏死的出现即意味着整个机体的死亡
   C. 坏死与变性不同，是不可逆性改变
   D. 组织坏死后应及时清除
   E. 酶活性的变化有助于细胞坏死的早期诊断
7. 下列哪种改变不属于液化性坏死？
   A. 急性坏死性胰腺炎　B. 脑脓肿　C. 干酪样坏死
   D. 脑软化　E. 乳腺外伤
8. 有关凋亡的说法哪项是不正确的？
   A. 凋亡的发生与细胞自身基因的调节有关
   B. 凋亡只发生在肿瘤组织中，是细胞损伤的产物
   C. 凋亡有别于坏死
   D. 凋亡多发生在单个或数个细胞
   E. 凋亡不引起炎症反应
9. 关于化生正确的是
   A. 化生是分化成熟的细胞直接转变为另一种分化成熟细胞的过程

B. 化生对人体有害无益
C. 通常上皮细胞只能化生为上皮细胞，间叶细胞只能化生为间叶细胞
D. 化生可直接导致肿瘤的发生
E. 化生是损伤的一种

10. 不易发生湿性坏疽的器官是
A. 肠　B. 子宫　C. 肺
D. 四肢　E. 胆囊

11. 细胞水肿时，细胞内
A. H_2O 多、Na^+ 多　B. H_2O 多、K^+ 多　C. H_2O 多、Ca^{2+} 多
D. H_2O 多、Mg^{2+} 多　E. 以上都不对

12. 细胞水肿发生机制是
A. 溶酶体膜受损　B. 核膜受损　C. 过氧体受损
D. 线粒体受损　E. 高尔基体受损

13. 细胞坏死的主要形态学标志
A. 细胞质的变化　B. 细胞间质的变化　C. 细胞膜的变化
D. 细胞核的变化　E. 以上都不对

14. 干性坏疽时，哪项是错误的？
A. 动脉阻塞，静脉通畅　B. 坏死区干燥、皱缩
C. 与正常组织界限清楚　D. 全身中毒症状明显
E. 属缺血性坏死

15. 湿性坏疽时，哪项是错误的？
A. 动、静脉均受阻　B. 坏死区水分多
C. 与正常组织界限不清　D. 多发生于与外界相通的内脏
E. 全身中毒症状不明显

16. 以下说法不正确的是
A. 皮肤黏膜表浅的组织缺损称为糜烂
B. 皮肤黏膜较深的组织缺损称为溃疡
C. 只有一个开口，另一端为盲端的缺损叫瘘管
D. 与外界相通的内脏，坏死物排出后残留的空腔称为空洞
E. 只有一个开口，另一端为盲端的缺损叫窦道

17. 脑组织易发生
A. 凝固性坏死　B. 湿性坏疽　C. 液化性坏死
D. 纤维蛋白样坏死　E. 干酪样坏死

18. 下列各种细胞，哪种再生能力最强？
A. 血细胞　B. 心肌细胞　C. 平滑肌细胞
D. 肝细胞　E. 骨细胞

19. 下列细胞再生能力排序，正确的是
A. 软骨细胞＞表皮细胞＞心肌细胞
B. 呼吸道被覆细胞假复层纤毛柱状上皮＞肾小管上皮细胞＞神经细胞
C. 肝细胞＞横纹肌细胞＞周围神经

D. 间叶细胞＞平滑肌细胞＞软骨细胞
E. 胃黏膜柱状上皮＞神经细胞＞成纤维细胞

20. 肉芽组织的基本成分是
A. 新生毛细血管、成纤维细胞
B. 新生毛细血管、炎细胞
C. 炎细胞、成纤维细胞
D. 新生毛细血管、成纤维细胞、炎细胞
E. 以上都不对

21. 关于肉芽组织，下列说法错误的是
A. 肉眼观为红色、细颗粒状、状似肉芽
B. 触之易出血
C. 有痛感
D. 为幼稚的纤维结缔组织
E. 最终老化为瘢痕组织

22. 瘢痕组织与肉芽组织相比
A. 成纤维细胞减少，毛细血管减少，炎细胞消失
B. 成纤维细胞增多，毛细血管减少，炎细胞消失
C. 成纤维细胞减少，毛细血管增多，炎细胞消失
D. 成纤维细胞增多，毛细血管增多，炎细胞消失
E. 成纤维细胞增多，毛细血管增多，炎细胞增多

23. 以下哪项不是健康肉芽组织的表现？
A. 鲜红色、细颗粒状
B. 颜色苍白、水肿明显
C. 早期痛觉不敏感
D. 容易出血
E. 有抗感染作用

24. 肉芽组织具有抗感染作用主要是由于
A. 成纤维细胞
B. 毛细血管
C. 炎细胞，主要包括巨噬细胞和中性粒细胞等
D. 能刺激抗体产生免疫反应
E. 以上都不对

25. 下列除哪项外都是影响创伤愈合的因素？
A. 蛋白质缺乏
B. 年老体衰
C. 服用激素
D. 局部固定
E. 患有动脉粥样硬化

26. 创伤愈合时伤口收缩主要是由于哪种细胞的牵拉作用所致？
A. 成纤维细胞
B. 纤维细胞
C. 肌成纤维细胞
D. 胶原纤维
E. 巨噬细胞

27. 下列因素除哪项外，均为影响创伤愈合的局部因素？
A. 药物
B. 感染
C. 局部血供
D. 神经支配
E. 电离辐射

B 型题

问题 28～31：
A. 细胞器大量退化，功能下降
B. 细胞器数量增多，功能活跃
C. 细胞器不增多或轻微增多
D. 细胞线粒体和内质网肿胀

28. 肥大
29. 增生
30. 萎缩
31. 细胞水肿

问题 32～34：

A. 体积增大，颜色苍白
B. 体积增大，呈淡黄色，有油腻感
C. 体积增大，切面红、黄相间，状如槟榔

32. 慢性肝淤血
33. 脂肪肝
34. 肝浊肿

问题 35～37：

A. 严重贫血时，脂肪变的心肌纤维与正常心肌纤维相间排列
B. 风湿性心包炎时，大量纤维蛋白渗出覆盖在心外膜表面
C. 心外膜增生的脂肪组织伸入心肌细胞间

35. 心肌脂肪浸润
36. 虎斑心
37. 绒毛心

问题 38～39：

A. 肝细胞体积增大，胞质疏松，透明度增加
B. 肝细胞体积增大，核受压被挤至一侧胞膜下
C. 肝细胞体积减小，胞质胞核浓缩

38. 肝细胞水肿
39. 肝细胞脂肪变

问题 40～41：

A. 凝固性坏死　　B. 液化性坏死
C. 坏疽　　D. 纤维蛋白样坏死

40. 脑梗死
41. 心肌梗死

问题 42～48：

下列各器官最容易发生何种类型的坏疽？

A. 干性坏疽　　B. 湿性坏疽　　C. 气性坏疽

42. 肺
43. 四肢
44. 肠
45. 子宫
46. 阑尾
47. 胆囊
48. 深达肌肉的战伤

问题 49～51：

A. 心肌细胞肥大　B. 心肌细胞萎缩　C. 心肌细胞脂肪变

49. 严重贫血
50. 高血压心脏病
51. 重度营养不良

问题 52～54：

A. 窦道　B. 瘘管　C. 空洞

52. 肛周脓肿穿破皮肤
53. 肛周脓肿一端穿破皮肤，一端穿破肛管
54. 肺内干酪样坏死物液化并经支气管排出

X 型题

55. 下列哪些是引起肝细胞脂肪变的原因？
    A. 高脂饮食　B. 大量饮酒　C. 中毒
    D. 营养不良　E. 缺氧
56. 干酪样坏死
    A. 是结核病较为特征性的结构
    B. 干酪样坏死物容易液化
    C. 干酪样坏死灶较大时，不易完全机化
    D. 坏死物中多含有结核杆菌
    E. 干酪样坏死灶内富含脂肪组织，因此肉眼呈淡黄色
57. 萎缩是指
    A. 老年妇女子宫缩小　B. 正常发育儿童的心小于成人
    C. 脑动脉粥样硬化引起的痴呆　D. 青春期后胸腺退变缩小
    E. 不孕妇女的幼稚子宫
58. 下列说法正确的是
    A. 凋亡处有炎细胞浸润，坏死没有
    B. 凋亡和坏死都可引起修复反应
    C. 凋亡是自身基因调节的结果，多数发生在生理状态下
    D. 坏死多是细胞损伤的结果，主要见于病理状态下
    E. 针对肿瘤的治疗，一方面可通过抑制肿瘤细胞增殖，另一方面可通过促进肿瘤细胞凋亡来实现
59. 下列哪些化生现象是常见的？
    A. 软骨组织化生为骨组织　B. 骨骼肌化生为骨组织
    C. 间叶组织化生为软骨组织　D. 胆囊柱状上皮化生为鳞状上皮
    E. 间叶组织化生为上皮组织
60. 瘢痕组织对机体有利的作用体现在
    A. 抗拉力强　B. 抗感染　C. 填补组织缺损
    D. 易收缩　E. 以上都不对
61. 以下哪些情况会影响表皮再生？
    A. 不良肉芽　B. 有异物存在　C. 有感染

D. 伤口直径超过数厘米　E. 以上都不对

62. 影响创伤愈合的因素有

A. 电离辐射　B. 自主神经损伤　C. 静脉曲张

D. 动脉粥样硬化　E. 细菌感染

63. 肉芽组织中的成分有

A. 肌成纤维细胞　B. 血管内皮细胞　C. 炎细胞

D. 成纤维细胞　E. 以上都不对

四、问答题

1. 肾盂积水严重时，肉眼观肾体积可明显增大，但此时肾功能却下降，为什么？为什么不说它是肥大？

2. 细胞水肿和细胞玻璃样变时，细胞质内均出现红染颗粒，两者如何鉴别？

3. 坏死的结局有哪些？

4. 细胞水肿的机制是什么？病理变化有哪些？

5. 肥大和增生的异同点是什么？

6. 凋亡和坏死的主要区别是什么？

7. 人体细胞根据再生潜能的不同可分为几类？

8. 再生的类型有哪些？

9. 什么是肉芽组织？它的基本成分是什么？它的主要功能有哪些？

10. 创伤愈合的类型有几种？

11. 影响创伤愈合的因素有哪些？

选择题参考答案：

A 型题

1. D　2. A　3. B　4. B　5. A　6. B　7. C　8. B　9. C

10. D　11. A　12. D　13. D　14. D　15. E　16. C　17. C　18. A

19. B　20. A　21. C　22. A　23. B　24. C　25. D　26. C　27. A

B 型题

28. B　29. C　30. A　31. D　32. C　33. B　34. A　35. C　36. A

37. B　38. A　39. B　40. B　41. A　42. B　43. A　44. B　45. B

46. B　47. B　48. C　49. C　50. A　51. B　52. B　53. A　54. C

X 型题

55. ABCDE　56. ACD　57. ACD　58. CDE　59. ABCD　60. AC

61. ABCD　62. ABCDE　63. ABCD

（吴义春）

第三章　局部血液循环障碍

一、名词解释

1. 充血
2. 淤血
3. 心衰细胞
4. 肺褐色硬化
5. 槟榔肝
6. 血栓形成
7. 混合血栓
8. 透明血栓
9. 栓塞
10. 栓子
11. 交叉性栓塞
12. 逆行性栓塞
13. 羊水栓塞
14. 再通
15. 静脉石
16. 梗死
17. 贫血性梗死
18. 出血性梗死

二、填空题

1. 局部充血可分为__________和__________两类。
2. 病理性动脉充血包括__________、__________和__________等情况。
3. 引起淤血的主要原因有__________、__________、__________及__________。
4. 淤血的基本形态特征是__________扩张，血管内充满__________。
5. 淤血时，局部组织和器官体积__________，颜色__________，代谢和功能__________，温度__________。
6. 急性肺淤血多见于__________患者，镜下，肺泡壁__________扩张充血，肺泡腔内可有__________和__________。
7. 长时间的淤血，可引起__________、__________、__________和__________等后果。
8. 出血的类型有__________和__________。
9. 血栓形成的条件有__________、__________和__________。
10. 血栓对机体产生不利的影响有__________、__________、__________和__________。
11. 血栓的转归有__________、__________和__________。
12. 来自左心和体循环动脉内的栓子，常栓塞于__________、__________、__________及__________等处。
13. 来自右心和体循环静脉内的栓子，可引起__________栓塞。

14. 来自门静脉的栓子，可引起＿＿＿＿＿栓塞。

15. 栓塞的常见类型有＿＿＿＿＿、＿＿＿＿＿、＿＿＿＿＿和其他栓塞。

16. 局部组织由于血管阻断而引起的坏死，称为＿＿＿＿＿。多数是由＿＿＿＿＿阻塞而又不能建立＿＿＿＿＿所致。

17. 梗死的原因有＿＿＿＿＿、＿＿＿＿＿、＿＿＿＿＿和＿＿＿＿＿。

18. 梗死可分为＿＿＿＿＿和＿＿＿＿＿两类。

19. 出血性梗死除动脉阻塞外，尚需有＿＿＿＿＿和＿＿＿＿＿等条件。

20. 肠出血性梗死常发生在＿＿＿＿＿、＿＿＿＿＿或＿＿＿＿＿等情况下。

21. 梗死形成与＿＿＿＿＿和＿＿＿＿＿有关。

三、选择题

A 型题

1. 心力衰竭细胞最常见于
   A. 右心衰竭　B. 肺褐色硬化　C. 间质性肺炎
   D. 冠心病　E. 弥漫性肺纤维化
2. 心力衰竭细胞是指
   A. 心力衰竭时某些形态特殊的心肌细胞
   B. 矽肺致右心衰竭时，肺内吞噬矽尘的巨噬细胞
   C. 褐色硬变肺内含有含铁血黄素的巨噬细胞
   D. 心力衰竭时肺内吞噬炭末的巨噬细胞
   E. 心力衰竭时肺泡腔内的泡沫细胞
3. 引起肺褐色硬化的疾病是
   A. 肺动脉栓塞　B. 肺动脉瓣狭窄　C. 三尖瓣狭窄
   D. 二尖瓣狭窄　E. 矽肺
4. 槟榔肝内可见
   A. 肝小叶周边部肝细胞萎缩　B. 出血性梗死
   C. 肝小叶结构破坏　D. 门静脉分支扩张淤血
   E. 肝血窦扩张淤血，肝细胞脂肪变性
5. 白色血栓的主要成分是
   A. 血小板　B. 红细胞　C. 纤维蛋白
   D. 单核细胞　E. 中性粒细胞
6. 弥漫性血管内凝血(DIC)时微血管内的血栓称之为
   A. 赘生物　B. 纤维蛋白血栓　C. 附壁血栓
   D. 白色血栓　E. 红色血栓
7. 透明血栓最常见于
   A. 小静脉　B. 中动脉　C. 小动脉
   D. 大静脉　E. 毛细血管
8. 休克死亡者，在某些脏器的组织切片中可见
   A. 混合血栓　B. 红色血栓　C. 透明血栓

D. 白色血栓 E. 附壁血栓

9. 股静脉内血栓脱落易引起的并发症是

A. 下肢坏疽 B. 门静脉栓塞 C. 肺动脉栓塞

D. 肾动脉栓塞 E. 脑动脉栓塞

10. 血液循环中凝血块随血流运行发生血管阻塞的过程称之为

A. 血栓 B. 血栓栓塞 C. 血栓形成

D. 血栓转移 E. 梗死

11. 赘生物是指

A. 心内膜增生物 B. 心瓣膜上的新生物

C. 心瓣膜上的附着物 D. 心瓣膜结节性纤维组织增生

E. 心瓣膜上的附壁血栓

12. 易发生贫血性梗死的脏器是

A. 脾，心，肾 B. 心，脑，肠 C. 脾，心，肺

D. 肾，肠，脑 E. 肾，心，肺

13. 肾梗死区的坏死多为

A. 液化性坏死 B. 干酪样坏死 C. 凝固性坏死

D. 脂肪坏死 E. 坏疽

14. 动脉性充血的主要病理变化是

A. 组织器官的体积增大 B. 组织器官重量增加

C. 局部呈鲜红色 D. 小动脉和毛细血管扩张，充满红细胞

E. 局部温度升高

15. 脑动脉充血时可能引起的最严重后果是

A. 颅内压升高 B. 脑水肿 C. 头痛头晕

D. 脑血管破裂出血 E. 脑脊液增多

16. 左心衰竭时发生淤血的脏器是

A. 肝 B. 肺 C. 肾

D. 脑 E. 脾

17. 门静脉血液回流受阻时，可引起下列哪个脏器淤血？

A. 脑 B. 肝 C. 肾

D. 肺 E. 脾

18. 在血栓形成中起重要作用的是

A. 中性粒细胞 B. 红细胞 C. 单核细胞

D. 淋巴细胞 E. 血小板

19. 构成血栓头部的主要成分是

A. 红细胞 B. 血小板 C. 中性粒细胞

D. 单核细胞 E. 纤维蛋白

20. 二尖瓣狭窄时，在心内形成的血栓多为

A. 白色血栓 B. 混合血栓 C. 微血栓

D. 红色血栓 E. 闭塞性血栓

21. 血栓由肉芽组织取代的过程称为

A. 溶解　B. 吸收　C. 机化
D. 再通　E. 钙化

22. 股静脉的血栓脱落后，随血流运行阻塞于肺动脉的过程，称为
A. 血栓　B. 血栓形成　C. 血栓栓塞
D. 梗死　E. 淤血

23. 栓塞最常见的类型是
A. 气体栓塞　B. 血栓栓塞　C. 羊水栓塞
D. 脂肪栓塞　E. 瘤细胞栓塞

24. 肺动脉血栓栓塞的栓子主要来自
A. 下肢静脉　B. 门静脉　C. 上腔静脉
D. 头颈静脉　E. 胸壁静脉

25. 来自门静脉的栓子随血流运行，首先栓塞于
A. 脑　B. 肺　C. 肝
D. 肾　E. 肠

26. 股骨粉碎性骨折患者可发生
A. 脂肪栓塞　B. 羊水栓塞　C. 空气栓塞
D. 血栓栓塞　E. 寄生虫栓塞

27. 潜水员从深水中快速升到水面易发生
A. 肺不张　B. 氮气栓塞　C. 脂肪栓塞
D. 空气栓塞　E. 肺水肿

28. 局部组织因血流阻断而引起的坏死称为
A. 栓塞　B. 血栓形成　C. 梗死
D. 机化　E. 软化

29. 出血性梗死最常发生在哪一个器官？
A. 肾　B. 肺　C. 脑
D. 脾　E. 心

30. 肠扭转可引起肠壁发生
A. 贫血性梗死　B. 干性坏疽　C. 气性坏疽
D. 出血性梗死　E. 液化性坏死

31. 心肌梗死灶的肉眼形状常为
A. 楔形　B. 不规则形　C. 锥体形
D. 圆形　E. 三角形

32. 漏出性出血多发生于
A. 毛细血管　B. 小静脉　C. 小动脉
D. 大静脉　E. 大动脉

33. 弥散性血管内凝血(DIC)发生广泛出血的主要原因是
A. 肝凝血酶原合成减少　B. 血管壁广泛损伤
C. 大量血小板及纤维蛋白原消耗　D. 单核巨噬细胞系统功能下降
E. 血浆中缓激肽浓度增高

34. 股静脉内血栓形成可引起

A. 肺动脉栓塞 B. 下肢坏疽 C. 脑动脉栓塞
D. 门静脉栓塞 E. 肠系膜动脉栓塞

35. 脂肪栓塞患者死亡的常见原因是
A. 急性右心衰竭 B. 急性左心衰竭 C. 脑出血坏死
D. 肾功能衰竭 E. 心源性休克

36. 羊水栓塞的主要病理诊断依据是
A. 肺小血管和毛细血管内有羊水成分
B. 微循环内透明血栓
C. 肺广泛出血
D. 肺泡腔内有角化上皮、胎粪小体
E. 肺内透明膜形成

37. 梗死最常见的原因是
A. 血栓形成 B. 动脉腔狭窄 C. 血管受压闭塞
D. 动脉痉挛 E. 静脉石形成

38. 引起沉箱病的栓塞为
A. 血栓栓塞 B. 气体栓塞 C. 羊水栓塞
D. 脂肪栓塞 E. 寄生虫虫卵栓塞

39. 下肢静脉内血栓形成后对机体的主要影响是
A. 血栓脱落后引起全身多器官的梗死
B. 血栓脱落后可造成肺动脉主干栓塞，从而引起猝死发生
C. 堵塞血管，引起下肢梗死
D. 血栓被机化后永久堵塞下肢血管
E. 形成静脉石后造成该静脉的永久性堵塞

40. 下列哪种血栓形成后可诱发全身广泛性出血？
A. 动脉内延续性血栓 B. 红色血栓 C. 透明血栓
D. 白色血栓 E. 心室附壁血栓

41. 脑动脉发生栓塞，其栓子最可能来自
A. 下肢深静脉血栓 B. 下肢浅静脉血栓 C. 盆腔静脉血栓
D. 左心室附壁血栓 E. 门静脉血栓

42. 下列哪种梗死灶常发生化脓？
A. 心附壁血栓脱落造成的梗死灶
B. 心肌梗死
C. 急性细菌性心内膜炎赘生物脱落造成的梗死灶
D. 肺出血性梗死灶
E. 卵巢肿瘤蒂扭转性梗死灶

43. 下列哪个器官的梗死灶为地图形？
A. 小肠 B. 脾 C. 肾 D. 肺 E. 心

B 型题

问题 44～48：
A. 肺淤血 B. 肝淤血 C. 炎性充血

D. 减压后充血　　E. 大、小循环淤血

44. 全心衰竭时可引起
45. 右心衰竭患者可引起
46. 风湿性心脏病二尖瓣狭窄患者可引起
47. 急性阑尾炎可引起
48. 摘除腹腔内巨大肿瘤可引起

问题 49～53：

A. 凝血功能障碍　　B. 出血　　C. 白色血栓
D. 梗死　　E. 球形血栓

49. DIC 最常见的临床表现
50. DIC 最主要的病理特征是
51. 二尖瓣狭窄时在心房内形成的血栓是
52. 心瓣膜上的疣状赘生物是
53. 脾动脉阻塞引起的组织坏死是

问题 54～58：

A. 梗死灶灰白色，呈锥体形　　B. 梗死灶呈地图状
C. 梗死灶紫红色，呈锥体形　　D. 梗死灶发生软化、液化
E. 梗死灶呈节段状

54. 脑梗死
55. 肺梗死
56. 心肌梗死
57. 脾梗死
58. 肠梗死

问题 59～63：

A. 白色血栓　　B. 混合血栓　　C. 透明血栓
D. 血栓机化　　E. 红色血栓

59. 微循环小血管内的微血栓
60. 风湿病心瓣膜上的赘生物
61. 静脉内血栓尾部
62. 二尖瓣狭窄左心房内球形血栓
63. 血栓被肉芽组织所取代

问题 64～68：

A. 氮气栓塞　　B. 血栓栓塞　　C. 空气栓塞
D. 脂肪栓塞　　E. 细菌栓塞

64. 潜水员从深水中快速升到水面，处理不当可引起
65. 颈静脉破裂可引起
66. 下肢静脉血栓脱落可引起
67. 脓毒血症可引起
68. 股骨颈骨折可引起

问题 69～73：

A. 淤血　B. 梗死　C. 慢性心瓣膜病
D. 肺动脉栓塞　E. 动脉性充血

69. 静脉血栓形成,侧支循环建立不足可引起
70. 股静脉内血栓脱落可引起
71. 血栓阻塞动脉,缺乏有效的侧支循环可引起
72. 风湿热反复发作可引起
73. 运动及饭后可引起

X 型题

74. 属于生理性充血的有
A. 运动时肢体肌肉充血　B. 饭后胃肠道充血
C. 红外线照射后皮肤充血　D. 看电焊光后眼结膜充血
E. 大怒时,面红耳赤
75. 淤血可引起
A. 水肿　B. 局部缺氧　C. 出血
D. 胶原纤维增生　E. 实质细胞增生
76. 引起慢性肺淤血的原因有
A. 肺内纤维组织增生压迫血管　B. 肺气肿
C. 高血压心脏病　D. 矽肺
E. 风湿性心脏病二尖瓣狭窄
77. 可能造成肝淤血的情况有
A. 慢性肺源性心脏病　B. 肺动脉狭窄　C. 心包腔闭塞
D. 肿瘤压迫肝门　E. 三尖瓣狭窄
78. 慢性肺淤血患者临床可出现
A. 心增大　B. 呼吸困难,发绀　C. 咳铁锈色痰
D. 湿啰音　E. 血性痰
79. 慢性肺淤血镜下可见
A. 肺泡腔有大量纤维组织　B. 肺间质有心力衰竭细胞
C. 肺泡腔有水肿液、白细胞　D. 肺泡腔有心力衰竭细胞
E. 肺泡壁纤维组织增生而增厚
80. 肝淤血的镜下改变有
A. 肝小叶结构被破坏　B. 纤维组织增生
C. 肝细胞脂肪变性　D. 中央静脉和肝血窦扩张淤血
E. 肝细胞萎缩
81. 血栓的转归有
A. 钙化　B. 溶解　C. 化生
D. 形成栓子　E. 机化,再通
82. 左心房血栓脱落可引起
A. 脑梗死　B. 脾梗死　C. 肺梗死
D. 心肌梗死　E. 肾梗死
83. 肺动脉主干栓塞引起猝死的机制主要是

A. 急性右心衰竭　B. 肺循环骤然下降
C. 肺出血性梗死　D. 迷走神经反射致支气管、肺动脉痉挛
E. 血栓中血小板释放的5-HT引起冠状动脉、肺和支气管动脉痉挛

84. 肺动脉栓塞有可能引起
A. 猝死　B. 右心室压力升高　C. 肺梗死
D. 右心衰竭　E. 无严重后果

85. 空气栓子进入血循环的原因包括
A. 输血、输液差错　B. 肌内注射差错
C. 胸部外伤或手术时血管破裂　D. 人工气腹、气胸差错
E. 吸刮子宫时负压差错

86. 减压病可发生在
A. 血压下降时　B. 深海潜水员快速上浮时
C. 载人热气球上升时　D. 不密闭载人飞行器爬高过快时
E. 抽腹水过快时引起腹腔压力骤减时

87. 羊水栓塞引起死亡的原因有
A. 肺血管反射性痉挛　B. 变态反应性休克
C. 右心衰竭　D. 大量羊水成分栓塞小血管
E. DIC

88. 镜下诊断羊水栓塞的主要依据为
A. 小动脉内有血栓
B. 小动脉和毛细血管内有角化上皮
C. 小动脉和毛细血管内有胎毛、胎粪、胎脂
D. 小动脉和毛细血管内有黏液
E. 毛细血管内有透明血栓

89. 大量脂肪进入静脉后可引起
A. 肺栓塞　B. 脑栓塞　C. 猝死
D. 肾梗死　E. 肺水肿

90. 引起动脉阻塞的原因可以是
A. 血栓形成　B. 动脉粥样硬化　C. 动脉瘤
D. 动脉栓塞　E. 肿瘤压迫

91. 贫血性梗死的病理特点是
A. 形态与脏器的血管分布有关　B. 梗死灶边界不清
C. 实质细胞发生凝固性坏死　D. 梗死区呈贫血苍白状
E. 梗死边缘常有充血、出血反应带

92. 出血性梗死发生的条件是
A. 动脉阻塞　B. 组织疏松
C. 严重的静脉淤血　D. 脏器具有双重血供
E. 有效侧支循环建立后使较多血液流入梗死区

93. 出血性梗死的病理特点是
A. 梗死区淤血、出血明显　B. 呈楔形

C. 常可合并细菌感染　　D. 充血、出血带不明显
E. 组织结构常不清

94. 弥散性血管内凝血可引起
A. 休克加重　　B. 微血栓形成　　C. 多器官出血
D. 肾上腺皮质坏死　　E. 血栓脱落后引起多器官梗死

95. 透明血栓可见于
A. 微动脉　　B. 微静脉　　C. 毛细血管
D. 小动脉　　E. 小静脉

96. 肺梗死常为出血性梗死,其原因是
A. 双重血液循环　　B. 组织疏松　　C. 严重淤血
D. 动脉呈树枝状分布　　E. 肺组织内纤维组织增生

97. 引起肺动脉栓塞的血栓栓子多来自
A. 腘静脉　　B. 股静脉　　C. 髂静脉
D. 盆腔静脉　　E. 下肢浅静脉

98. 下列哪些器官的梗死常为贫血性梗死?
A. 肺　　B. 子宫　　C. 心
D. 肾　　E. 脾

99. 下列哪些器官的梗死常为出血性梗死?
A. 肺　　B. 肾　　C. 脾
D. 卵巢　　E. 小肠

四、问答题

1. 淤血的原因有哪些?
2. 慢性肝淤血时,肝切面为什么会出现槟榔状花纹?
3. 血栓形成需要哪些条件?
4. 栓子是如何运行的?
5. 简述栓塞的类型及后果。
6. 梗死的原因有哪些?
7. 简述肾梗死的病理形态特点。
8. 概述梗死的类型及形态特点,各好发于哪些器官。
9. 羊水栓塞的病理特征是什么?
10. 静脉淤血、血栓形成、栓塞及梗死之间有何联系?

选择题参考答案:

A 型题

1. B	2. C	3. D	4. E	5. A	6. B	7. E	8. C	9. C
10. B	11. E	12. A	13. C	14. D	15. D	16. B	17. E	18. E
19. B	20. B	21. C	22. C	23. B	24. A	25. C	26. A	27. B

28. C　29. B　30. D　31. B　32. A　33. C　34. A　35. A　36. A
37. A　38. B　39. B　40. C　41. D　42. C　43. E

B 型题

44. E　45. B　46. A　47. C　48. D　49. B　50. A　51. E　52. C
53. D　54. D　55. C　56. B　57. A　58. E　59. C　60. A　61. E
62. B　63. D　64. A　65. C　66. B　67. E　68. D　69. A　70. D
71. B　72. C　73. E

X 型题

74. ABE　75. ABCD　76. CE　77. ABCE　78. ABCD　79. BCDE
80. BCDE　81. ABDE　82. ABE　83. ABDE　84. ABCDE　85. ABDE
86. BD　87. ABCDE　88. CE　89. ABCDE　90. ABDE　91. ACDE
92. ABCD　93. ACDE　94. ABCD　95. ABC　96. ABC　97. ABCD
98. CDE　99. ADE

（王华新）

第四章　水和电解质代谢紊乱

一、名词解释

1. 脱水
2. 高渗性脱水
3. 低渗性脱水
4. 等渗性脱水
5. 水肿
6. 显性水肿
7. 隐性水肿
8. 积水
9. 水中毒

二、填空题

1. 脱水根据细胞外液渗透压不同分__________、__________、__________。

2. 高渗性脱水特征是失水__________失 Na^+，血清 Na^+ 浓度__________，血浆渗透压__________，细胞外液和细胞内液量均__________，故又称__________。

3. 高渗性脱水的原因是__________、__________。机体表现有__________口渴，尿量__________，体温__________，血压早期__________，晚期__________。

4. 低渗性脱水特征是失 Na^+__________失水，血清 Na^+ 浓度__________，血浆渗透压__________，伴有细胞外液量__________，故又称__________。

5. 低渗性脱水的机体表现口渴__________，尿量__________，血压早期__________，易出现__________。

6. 等渗性脱水特征是指水、Na^+__________，血清 Na^+ 浓度为__________，血浆渗透压为__________。机体表现具有__________脱水和__________脱水特点。

7. 组织液的生成大于回流的因素主要有__________、__________、__________和__________。

8. 钠水潴留的因素有__________、__________和__________。

9. 引起心性水肿的机制主要有__________、__________、__________和__________。

10. 脑水肿的类型有__________、__________和__________。

11. 水中毒是指血 Na^+__________，血清 Na^+ 浓度__________，血浆渗透压__________，但体内 Na^+ 总量__________，患者有水潴留使体液量__________，故又称__________。在肾功能良好的状态下，一般__________发生水中毒。

12. 血清钾浓度__________称为低血钾。原因有__________、__________和__________。

临床表现为肌无力或肌麻痹，常以__________最为常见；中枢神经系统的兴奋性__________，心电图表现为 QRS 波增宽，S-T 段__________，T 波__________，U 波__________，低血钾易诱发__________碱中毒。

13. 血清钾浓度__________称为高血钾。原因有__________、__________、__________和__________。最严重的危害是__________，高血钾易诱发__________酸中毒。

三、选择题

A 型题

1. 下列哪项水、电解质失衡容易发生休克？
   A. 水肿　B. 低渗性脱水　C. 高渗性脱水
   D. 等渗性脱水　E. 水中毒
2. 下列哪项水、电解质失衡容易发生脱水热？
   A. 低钾血症　B. 低渗性脱水　C. 高渗性脱水
   D. 等渗性脱水　E. 水中毒
3. 等渗性脱水如未处理可转变为
   A. 低钠血症　B. 低渗性脱水　C. 高渗性脱水
   D. 低钾血症　E. 水中毒
4. 下列哪项水、电解质失衡容易引起脑出血或蛛网膜下腔出血？
   A. 水肿　B. 低渗性脱水　C. 高渗性脱水
   D. 等渗性脱水　E. 水中毒
5. 低渗性脱水的婴儿发生皮肤弹性降低、眼窝凹陷、前囟下陷主要是由于
   A. 血容量减少　B. 细胞内液减少　C. 淋巴减少
   D. 组织间液减少　E. 细胞外液减少
6. 给严重低渗性脱水患者输入大量水分而未补充钠盐可引起
   A. 高渗性脱水　B. 等渗性脱水　C. 水中毒
   D. 水肿　E. 低钾血症
7. 低渗性脱水时体液丢失的特点是
   A. 细胞内外液均减少，但以细胞内液减少为主
   B. 细胞内外液均明显减少
   C. 细胞内液无丢失，仅仅丢失血浆
   D. 细胞内液并未丢失，主要是细胞外液明显减少
   E. 细胞内液无丢失，仅仅丢失组织间液
8. 低渗性脱水早期出现循环衰竭症状是由于
   A. 细胞内液减少　B. 细胞外液增加　C. 组织间液减少
   D. 血浆减少　E. 细胞内、外液减少
9. 不同类型脱水分型依据
   A. 体液丢失总量　B. 细胞外液丢失总量
   C. 细胞外液渗透压　D. 细胞外液胶体渗透压
   E. 细胞内液丢失总量

10. 下列哪项水、电解质失衡容易出现皮肤弹性下降、眼窝凹陷？
A. 水肿　B. 低渗性脱水　C. 高渗性脱水
D. 等渗性脱水　E. 水中毒

11. 患者高热昏迷数日，易发生哪种水电解质代谢紊乱？
A. 等渗性脱水　B. 高渗性脱水　C. 低渗性脱水
D. 低钾血症　E. 水肿

12. 机体大量出汗未补水，易发生哪种水电解质代谢紊乱？
A. 等渗性脱水　B. 高渗性脱水　C. 低渗性脱水
D. 低钾血症　E. 水肿

13. 高渗性脱水患者早期一般存在的表现是
A. 口渴　B. 皮肤弹性差　C. 血压下降
D. 脉搏细速　E. 尿量增多

14. 对腹泻患者只补5%葡萄糖溶液，易发生哪种水电解质代谢紊乱？
A. 等渗性脱水　B. 高渗性脱水　C. 低渗性脱水
D. 低钾血症　E. 水肿

15. 患者因腹泻出现皮肤弹性差、血清钠<130mmol/L、血压90/60mmHg，其水电解质平衡紊乱的类型是
A. 等渗性脱水　B. 高渗性脱水　C. 低渗性脱水
D. 水中毒　E. 水肿

16. 患者因大量出汗出现口渴、尿少、尿中钠高、血清钠>150mmol/L，其水电解质平衡紊乱的类型是
A. 等渗性脱水　B. 高渗性脱水　C. 低渗性脱水
D. 水中毒　E. 水肿

17. 患者因大面积烧伤出现口渴、尿少，血清钠130～150mmol/L，血压89/62mmHg，其水电解质平衡紊乱的类型是
A. 等渗性脱水　B. 高渗性脱水　C. 低渗性脱水
D. 水中毒　E. 水肿

18. 引起水中毒发生的主要原因
A. 心力衰竭
B. 大量喝水
C. 高渗性脱水患者大量补水
D. 肾功能衰竭患者尿量减少又大量补水
E. 抗利尿激素分泌减少

19. 下列哪项因素不会导致血管内外液体交换失衡？
A. 毛细血管血压升高　B. 血浆胶体渗透压下降
C. 毛细血管壁通透性增加　D. 肾小球滤过率增加
E. 淋巴回流受阻

20. 造成血浆胶体渗透压降低的主要原因是
A. 血浆白蛋白减少　B. 血浆球蛋白减少
C. 血液浓缩　D. 血浆纤维蛋白原减少

E. 血钠、钾含量减少

21. 下列哪项不是肝硬化腹水形成的重要因素?
A. 肝静脉回流受阻
B. 门静脉回流受阻
C. 血浆胶体渗透压下降
D. 醛固酮、抗利尿激素灭活减少
E. 血浆胶体渗透压增高

22. 缺氧、感染、酸中毒引起水肿的原因是
A. 毛细血管血压升高
B. 血浆胶体渗透压下降
C. 毛细血管壁通透性增加
D. 肾小球滤过率增加
E. 淋巴回流受阻

23. 肾病综合征时水肿发生的主要原因是
A. 肾小球滤过率明显减少
B. 醛固酮分泌增加
C. 抗利尿激素分泌增加
D. 利钠激素减少
E. 大量蛋白尿致低蛋白血症

24. 急性肾小球肾炎水肿发生的主要机制是
A. 肾小球滤过率降低
B. 肾小管重吸收增加
C. 肾素释放增加
D. 微血管壁通透性增加
E. 醛固酮、抗利尿激素分泌增加

25. 急性左心衰竭时肺水肿发生的主要机制是
A. 肺静脉回流受阻
B. 肺淋巴循环受阻
C. 血浆胶体渗透压降低
D. 微血管壁通透性增高
E. 肺泡上皮细胞损伤

26. 水肿组织的肉眼病变特点是
A. 体积增大,色暗红,重量增加
B. 体积增大,色苍白,重量增加
C. 体积缩小,色苍白,重量增加
D. 体积缩小,色暗红,重量减轻
E. 体积不变,色苍白,重量减轻

27. 丝虫病时下肢水肿的主要原因是
A. 血浆胶体渗透压降低
B. 毛细血管内流体静压增高
C. 毛细血管壁通透性增高
D. 淋巴管阻塞
E. 组织液胶体渗透压增高

28. 维持正常机体钠水动态平衡最重要的器官是
A. 皮肤
B. 肺
C. 肾
D. 胃肠道
E. 肝

29. 判断是否出现水肿较敏感的方法是
A. 检查是否出现凹陷性水肿
B. 检查皮肤弹性
C. 每日测体重
D. 检查血钠浓度
E. 观察尿量

30. 哪项不是引起高钾血症的原因?
A. 肾排钾障碍
B. 代谢性碱中毒
C. 急性酸中毒
D. 钾输入过多
E. 血管内溶血

31. 下列哪项不是低钾血症的原因?

A. 长期使用呋塞米(速尿)　　B. 代谢性酸中毒
C. 禁食　　D. 肾上腺皮质功能亢进
E. 代谢性碱中毒

32. 高钾血症和低钾血症均可引起
A. 代谢性酸中毒　　B. 代谢性碱中毒　　C. 肾小管泌氢增加
D. 心律失常　　E. 肾小管泌钾增加

33. 某患者做消化道手术后禁食一周,仅静脉输入葡萄糖盐水,此患者最容易发生的电解质紊乱是
A. 低血钠　　B. 低血钙　　C. 低血镁
D. 低血磷　　E. 低血钾

34. 细胞内的钾转移到细胞外引起高钾血症见于
A. 碱中毒　　B. 静脉输入大量葡萄糖
C. 静脉输入大量胰岛素　　D. 溶血
E. 静脉输入大量氨基酸

35. 大面积肌肉挤压伤患者易出现
A. 低钾血症　　B. 低镁血症　　C. 低钠血症
D. 高钠血症　　E. 高钾血症

36. 正常血清钾浓度的范围是
A. 3～5mmol/L　　B. 3.5～5.5mmol/L　　C. 5～7mmol/L
D. 7～9mmol/L　　E. 小于 3.5mmol/L

37. 急性轻度高钾血症对神经肌肉的影响是
A. 兴奋性增高,肌肉软弱无力
B. 兴奋性增高,肌肉迟缓性麻痹
C. 兴奋性增高,感觉异常,肌肉疼痛,肌束震颤
D. 兴奋性降低,肌肉软弱无力
E. 兴奋性降低,肌肉迟缓性麻痹

B 型题

问题 38～45:
A. 高渗性脱水　　B. 低渗性脱水　　C. 等渗性脱水
D. 水肿　　E. 水中毒

38. 小儿严重腹泻只喝大量开水可发生
39. 小儿严重腹泻数日后未经处理可发生
40. 肾衰竭少尿期患者大量摄入水可发生
41. 慢性充血性心力衰竭患者常发生
42. 最容易导致低血容量性休克的是
43. 最容易引起口渴的是
44. 手指局部按压时出现凹陷指痕考虑
45. 早期既有口渴又有血压下降考虑

问题 46～48:
A. 应滴注足量的 5%葡萄糖液　　B. 滴注 5%葡萄糖液后适量补钠

C. 补充足量等渗氯化钠液
D. 一般应补高渗氯化钠液
E. 选择渗透压偏低的氯化钠液

46. 因腹泻引起的高渗性脱水的处理原则是
47. 低渗性脱水的处理原则是
48. 等渗性脱水的处理原则是

问题 49～52：

A. 毛细血管血压增高
B. 微血管通透性增高
C. 血浆胶体渗透压增高
D. 淋巴回流受阻
E. 肾小球滤过率降低

49. 丝虫病引起下肢水肿的主要机制是
50. 淤血引起水肿的主要机制是
51. 肾病引起水肿的主要机制是
52. 肾炎引起水肿的主要机制是

问题 53～55：

A. 先出现于下垂部位
B. 先出现于面部和眼睑
C. 常伴有腹水形成
D. 水肿部位压之不凹陷
E. 晨起眼睑水肿，面部和手指发紧

53. 肾性水肿
54. 肝性水肿
55. 心性水肿

问题 56～58：

A. 神经-肌肉兴奋性降低
B. 心肌兴奋性降低
C. 神经-肌肉兴奋性增高
D. 神经-肌肉兴奋性和心肌兴奋性均低
E. 心肌兴奋性正常

56. 低钾血症时
57. 血钾迅速轻度升高时
58. 血钾迅速显著升高时

X 型题

59. 高渗性脱水患者的临床表现
A. 口渴
B. 少尿
C. 早期易出现休克
D. 脱水热
E. 颅内高压

60. 高渗性脱水的原因
A. 昏迷
B. 高温大汗
C. 尿崩症
D. 呕吐腹泻
E. 大面积烧伤早期

61. 低渗性脱水对机体的影响
A. 口渴
B. 早期少尿
C. 早期血压下降，易出现休克
D. 脱水热
E. 可出现皮肤弹性下降、眼窝凹陷

62. 水中毒可引起
A. 细胞外液量增加　　B. 细胞内水肿　　C. 细胞外液呈低渗
D. 细胞外液呈等渗　　E. 细胞内液高渗

63. 下述哪项关于水肿的叙述正确?
A. 过多的液体在组织间隙或体腔中积聚称为水肿
B. 细胞内液体过多称为积水
C. 水肿不是独立的疾病
D. 水肿是许多疾病时一种常见的病理过程
E. 体腔内过多液体积聚称为积水

64. 下列哪项因素可能导致血管内外液体交换失衡?
A. 毛细血管血压升高　　B. 血浆胶体渗透压下降
C. 毛细血管壁通透性增加　　D. 肾小球滤过率增加
E. 淋巴回流受阻

65. 造成血浆胶体渗透压降低的主要原因是
A. 摄入蛋白质减少　　B. 严重蛋白尿　　C. 血液浓缩
D. 肝功能障碍　　E. 消耗性疾病

66. 水肿时造成全身钠、水潴留的基本机制是
A. 肾小球滤过率增加
B. 血浆胶体渗透压下降
C. 肾近曲小管重吸收钠、水增多
D. 肾远曲小管和集合管重吸收钠、水增加
E. 淤血

67. 右心衰竭时,引起下肢水肿的原因有
A. 体循环静脉回流障碍　　B. 钠、水潴留　　C. 淋巴回流增加
D. 血浆胶体渗透压下降　　E. 微动脉收缩

68. 肝硬化腹水形成的因素是
A. 肝静脉回流受阻　　B. 门静脉回流受阻
C. 血浆胶体渗透压下降　　D. 醛固酮、抗利尿激素灭活减少
E. 循环血量增加

69. 促进钾离子移出细胞外的因素
A. 碱中毒　　B. 酸中毒
C. 注射胰岛素和葡萄糖　　D. 严重组织损伤
E. 利尿剂

70. 促进钾离子进入细胞内的因素
A. 碱中毒　　B. 酸中毒
C. 注射胰岛素和葡萄糖　　D. 严重组织损伤
E. 利尿剂

71. 低钾血症的治疗原则
A. 见尿补钾　　B. 补钾时浓度不应过高(<0.3%)
C. 补钾时速度不易过快　　D. 可适当给予钙剂

E. 注射胰岛素和葡萄糖

72. 高钾血症对心肌生理特性的影响
A. 兴奋性轻者升高，重者下降
B. 兴奋性降低
C. 收缩性下降
D. 传导性下降
E. 自律性下降

73. 为对抗高钾血症的心肌毒性，临床紧急处理措施是
A. 静脉注射胰岛素和葡萄糖
B. 透析疗法
C. 静脉注射钙剂
D. 使用利尿剂
E. 静脉滴注碳酸氢钠溶液

四、问答题

1. 渗出液和漏出液的区别有哪些？
2. 什么是高渗性脱水？对机体有哪些影响？
3. 什么是低渗性脱水？对机体有哪些影响？
4. 什么是等渗性脱水？对机体有哪些影响？
5. 比较三型脱水主要特征。
6. 三型脱水能否互相转变？如何转变？
7. 患者严重呕吐时仅补充葡萄糖液最易导致哪种水钠紊乱？依据是什么？
8. 高热伴昏迷患者最易发生哪种水钠代谢紊乱？依据是什么？
9. 试述水肿发生的机制。
10. 试述心性水肿发生机制。
11. 试述肾病性水肿发生机制。
12. 试述肺水肿发生机制。
13. 试述脑水肿发生机制。
14. 试述肝硬化腹水的形成机制。
15. 导致高钾血症与低钾血症常见的原因有哪些？
16. 高钾血症和低钾血症对心的影响有何不同？其在心电图上各有什么特征？
17. 男性，患儿，2 岁，腹泻 2 天，每天 6～7 次，水样便；呕吐 3 次，呕吐物为所食牛奶，不能进食。伴有口渴、尿少、腹胀。查体：精神萎靡，体温：37℃，血压：11.5/6.67kPa，皮肤弹性减退，两眼凹陷，前囟下陷，心跳快弱，肺无异常。腹胀，肠鸣音减弱，腹壁反射消失，膝反射迟钝，四肢发凉。化验：血清 K^+ 3.3mmol/L，Na^+ 140mmol/L。该患儿发生何种水、电解质紊乱？依据是什么？

选择题参考答案：

A 型题

1. B	2. C	3. C	4. C	5. D	6. C	7. D	8. B	9. C
10. B	11. B	12. B	13. A	14. C	15. C	16. B	17. A	18. D
19. D	20. A	21. E	22. C	23. E	24. A	25. A	26. B	27. D

28. C 29. C 30. B 31. B 32. D 33. E 34. D 35. E 36. B
37. C

B 型题

38. B 39. A 40. E 41. D 42. B 43. A 44. D 45. C 46. B
47. C 48. E 49. D 50. B 51. C 52. E 53. B 54. C 55. A
56. A 57. C 58. D

X 型题

59. ABDE 60. ABCD 61. CE 62. ABC 63. ACDE 64. ABCE
65. ABDE 66. ACD 67. ABCD 68. ABCD 69. BD 70. AC
71. ABC 72. ACDE 73. ABCE

(周 洁)

第五章 酸碱平衡紊乱

一、名词解释

1. 酸碱平衡紊乱
2. 代谢性酸中毒
3. 代谢性碱中毒
4. 呼吸性酸中毒
5. 呼吸性碱中毒

二、填空题

1. 根据血液__________降低或增高称为酸中毒或碱中毒；HCO_3^- 含量主要受__________影响，根据其浓度原发性降低或增高，称为__________或__________；H_2CO_3 含量主要受__________影响，根据其浓度原发性增高或降低，称为__________或__________。

2. 引起阴离子间隙正常的代谢性酸中毒的原因有__________、__________、__________、__________。引起阴离子间隙增大的代谢性酸中毒的原因有__________、__________、__________和__________。

3. 代谢性酸中毒的血气分析参数为：由于 HCO_3^- 原发性__________，所以 AB、SB、BB 值均__________，BE __________，pH __________，通过呼吸代偿，$PaCO_2$ 继发性__________，AB __________ SB。

4. 呼吸性酸中毒血气分析参数为：__________原发性增高，pH __________，通过肾代偿后，继发性 AB、SB、BB 值__________，AB __________ SB，BE __________。

5. 代谢性碱中毒血气分析参数为：__________原发性降低，AB、SB、BB 均__________，AB __________ SB，BE 正值__________，pH __________。由于呼吸抑制继发性__________升高。

6. 慢性呼吸性碱中毒失代偿时血气分析参数为：$PaCO_2$ 原发性__________、pH __________、AB、SB、BB 均__________，AB __________ SB、BE __________。

三、选择题

A 型题

1. 幽门梗阻伴持续性呕吐，常引起哪一种酸碱失衡？
   A. 代谢性酸中毒　　B. 代谢性碱中毒　　C. 呼吸性酸中毒

D. 呼吸性碱中毒　E. 酸碱平衡

2. 可以引起 AG 增高型代谢性酸中毒的原因是
A. 服用含氯性药物过多　B. 酮症酸中毒
C. 应用碳酸酐酶抑制剂　D. 腹泻
E. 远端肾小管性酸中毒

3. 慢性呼吸性酸中毒时,体内最重要的代偿机制是
A. 细胞缓冲　B. 呼吸系统代偿　C. 肾代偿
D. 体液缓冲　E. 其他

4. 代谢性酸中毒的特征是
A. HCO_3^- 原发性减少　B. HCO_3^- 原发性增多
C. H_2CO_3 原发性减少　D. H_2CO_3 原发性增多
E. HCO_3^- 和 H_2CO_3 不变

5. 呼吸性酸中毒的特征是
A. HCO_3^- 原发性减少　B. HCO_3^- 原发性增多
C. H_2CO_3 原发性减少　D. H_2CO_3 原发性增多
E. HCO_3^- 和 H_2CO_3 不变

6. 代谢性碱中毒的特征是
A. HCO_3^- 原发性减少　B. HCO_3^- 原发性增多
C. H_2CO_3 原发性减少　D. H_2CO_3 原发性增多
E. HCO_3^- 和 H_2CO_3 不变

7. 严重失代偿性呼吸性酸中毒时,下述哪个系统的功能障碍最明显?
A. 中枢神经系统　B. 心血管系统　C. 泌尿系统
D. 运动系统　E. 血液系统

8. 碱中毒时出现手足抽搐的主要原因是
A. 血钠降低　B. 血钾降低　C. 血镁降低
D. 血钙降低　E. 血磷降低

9. 单纯性代谢性酸中毒时不可能出现哪种变化?
A. pH 降低　B. $PaCO_2$ 降低　C. SB 降低
D. BB 降低　E. BE 为正值

10. 下述哪项原因不易引起呼吸性酸中毒?
A. 呼吸中枢抑制　B. 气道阻塞　C. 肺泡通气量减少
D. 肺泡气体弥散障碍　E. 吸入气中 CO_2 浓度过高

11. 急性呼吸性酸中毒时,机体主要代偿机制是
A. 增加肺泡通气量　B. 细胞内外离子交换和细胞内缓冲
C. 肾小管泌 H^+、NH_3 增加　D. 血浆碳酸氢盐缓冲系统进行缓冲
E. 肾重吸收 HCO_3^- 减少

12. 严重复合性创伤患者,抢救时呼吸停止,应用人工呼吸造成通气过度,使患者酸碱平衡紊乱的类型为
A. 呼吸性酸中毒　B. 呼吸性碱中毒　C. 代谢性酸中毒
D. 代谢性碱中毒　E. 代谢性酸中毒合并呼吸性碱中毒

13. 代谢性酸中毒时，肺功能变化及调节，下列哪一种代偿意义相对较大？
A. 氢离子的作用引起呼吸深度增加
B. 氢离子的作用引起呼吸频率增加
C. 二氧化碳的作用引起呼吸深度增加
D. 二氧化碳的作用引起呼吸频率增加
E. 氢离子与二氧化碳引起的呼吸深度、频率均增加

14. 经消化道丢失氢离子过多，引起代谢性碱中毒的原因不包括
A. 胃管引流　B. 高位肠梗阻
C. 大量应用阳离子交换树脂　D. 氯摄入不足
E. 幽门梗阻

15. 下述哪项原因可引起 AG 正常型代谢性酸中毒？
A. 严重饥饿　B. 休克　C. 轻度肾功能衰竭
D. 糖尿病　E. 水杨酸类药物中毒

16. BE 负值增大可见于
A. 代谢性酸中毒　B. 代谢性碱中毒
C. 急性呼吸性酸中毒　D. 急性呼吸性碱中毒
E. 慢性呼吸性酸中毒

17. 急性呼吸性酸中毒时，可以出现
A. SB 增大　B. AB 减少　C. SB＞AB
D. SB＜AB　E. SB＝AB

18. 急性呼吸性酸中毒时，下述哪项不能发挥代偿作用？
A. 磷酸盐缓冲系统　B. 血红蛋白缓冲系统
C. 细胞内、外离子交换　D. 肾
E. 碳酸盐缓冲系统

19. 使用排钠保钾利尿剂的过程中较易出现的酸碱平衡紊乱类型是
A. 代谢性酸中毒　B. 代谢性碱中毒　C. 呼吸性酸中毒
D. 呼吸性碱中毒　E. 以上都不是

20. 使用排钠排钾利尿剂的过程中较易出现的酸碱平衡紊乱类型是
A. 代谢性酸中毒　B. 代谢性碱中毒　C. 呼吸性酸中毒
D. 呼吸性碱中毒　E. 以上都不是

21. 在混合型酸碱平衡紊乱中不可能出现的类型是
A. 呼吸性酸中毒合并代谢性酸中毒　B. 呼吸性碱中毒合并代谢性碱中毒
C. 呼吸性酸中毒合并代谢性碱中毒　D. 呼吸性酸中毒合并呼吸性碱中毒
E. 代谢性酸中毒合并代谢性碱中毒

22. 急性代谢性碱中毒时可出现
A. 中枢神经系统功能抑制　B. 心肌收缩力增强
C. 神经肌肉应激性增高　D. 血管平滑肌紧张度降低
E. 血红蛋白氧解离曲线右移

23. 某呼吸衰竭患者使用人工呼吸机后，化验结果显示：血 pH 7.51，$PaCO_2$ 3.4kPa，SB 20mmol/L，其酸碱平衡紊乱的类型是

A. 代谢性酸中毒
B. 呼吸性酸中毒
C. 代谢性碱中毒
D. 呼吸性碱中毒
E. 呼吸性碱中毒合并代谢性碱中毒

24. 某慢性肾衰竭患者，化验结果显示：血 pH 7.31，$PaCO_2$ 4.14kPa，SB 16mmol/L，血[Na^+]140mmol/L，血[Cl^-]103mmol/L，其酸碱平衡紊乱的类型是

A. 代谢性酸中毒
B. 呼吸性酸中毒
C. 代谢性碱中毒
D. 呼吸性碱中毒
E. 呼吸性碱中毒合并代谢性碱中毒

25. 某慢性支气管炎合并肺气肿患者，近日因肺部感染而入院，化验结果显示：血 pH 7.34，$PaCO_2$ 9.45kPa，SB 35mmol/L，其酸碱平衡紊乱的类型是

A. 代谢性酸中毒
B. 呼吸性酸中毒
C. 代谢性碱中毒
D. 呼吸性碱中毒
E. 呼吸性碱中毒合并代谢性碱中毒

26. 某幽门梗阻引起剧烈呕吐患者，化验结果显示：血 pH 7.51，$PaCO_2$ 7.72kPa，SB 45mmol/L，其酸碱平衡紊乱的类型是

A. 代谢性酸中毒
B. 呼吸性酸中毒
C. 代谢性碱中毒
D. 呼吸性碱中毒
E. 呼吸性碱中毒合并代谢性碱中毒

27. 哪类酸碱平衡紊乱可出现呼吸加深加快？

A. 代谢性酸中毒
B. 呼吸性酸中毒
C. 代谢性碱中毒
D. 呼吸性碱中毒
E. 呼吸性碱中毒合并代谢性碱中毒

B 型题

问题 28～35：

A. 代谢性酸中毒
B. 代谢性碱中毒
C. 呼吸性酸中毒
D. 呼吸性碱中毒
E. 代谢性酸中毒合并呼吸性碱中毒

28. HCO_3^- 原发性增加可见于
29. HCO_3^- 原发性减少可见于
30. $PaCO_2$ 原发性增加可见于
31. $PaCO_2$ 原发性减少可见于
32. HCO_3^- 继发性增加可见于
33. HCO_3^- 继发性减少可见于
34. $PaCO_2$ 继发性增加可见于
35. $PaCO_2$ 继发性减少可见于

问题 36～38：

A. pH↓，$PaCO_2$↑，AG↑
B. pH↓，$PaCO_2$↓，AG 正常
C. pH↑，$PaCO_2$↑，AG 正常
D. pH↑，$PaCO_2$↓，AG 正常
E. pH 正常，$PaCO_2$ 正常，AG↑

36. 代谢性碱中毒

37. 呼吸性碱中毒
38. AG正常型代谢性酸中毒

问题39～41：

A. 呼吸性酸中毒合并代谢性酸中毒　B. 呼吸性酸中毒合并代谢性碱中毒
C. 呼吸性碱中毒合并代谢性碱中毒　D. 呼吸性碱中毒合并代谢性酸中毒
E. 代谢性酸中毒合并代谢性碱中毒

39. 慢性肝功能衰竭患者发生少尿可引起
40. 肺心病患者使用髓袢类利尿剂可引起
41. 剧烈呕吐伴频繁腹泻可引起

问题42～45：

A. AG增高型代谢性酸中毒　B. AG正常型代谢性酸中毒
C. 代谢性碱中毒　D. 呼吸性碱中毒
E. 呼吸性酸中毒

42. 腹泻患者可发生
43. 重症低钾血症患者可发生
44. 糖尿病患者可发生
45. 呼吸衰竭患者易发生

X型题

46. 下列哪些是代谢性酸中毒的原因？
A. 严重腹泻　B. 酸排出减少
C. 缺氧时乳酸产生增多　D. 严重呕吐
E. 严重肠瘘

47. 下述哪些原因可引起呼吸性酸中毒？
A. 呼吸性中枢抑制　B. 气道阻塞　C. 肺泡通气量减少
D. 肺泡气体弥散障碍　E. 吸入气中CO_2浓度过高

48. 急性呼吸性酸中毒时，机体的代偿机制有
A. 增加肺泡通气量　B. 细胞内、外离子交换
C. 肾小管泌H^+、泌NH_3增加　D. 血浆碳酸氢盐缓冲系统进行缓冲
E. 细胞内缓冲

49. 下述哪项属于代谢性酸中毒的血气变化指标？
A. AB、SB、BB值均降低　B. BE负值加大　C. pH下降
D. AB<SB　E. BE为正值加大

50. 急性呼吸性酸中毒时，血气变化指标是
A. AB、SB、BB值均增高　B. BE负值加大　C. pH下降
D. AB<SB　E. BE为正值加大

51. 急性代谢性碱中毒时，血气变化指标是
A. AB、SB、BB值均增高　B. BE负值加大　C. pH升高
D. AB<SB　E. BE为正值加大

52. 急性呼吸性碱中毒时，血气变化指标是
A. AB、SB、BB值均降低　B. BE负值加大　C. pH升高

D. AB<SB　　　　E. BE 为正值加大

四、问答题

1. pH 正常能说明酸碱平衡没有紊乱吗？为什么？
2. 试论代谢性酸中毒的概念、指标变化及对机体的影响。
3. 试论代谢性碱中毒的概念、指标变化及对机体的影响。
4. 试论呼吸性酸中毒的概念、指标变化及对机体的影响。
5. 试论呼吸性碱中毒的概念、指标变化及对机体的影响。
6. 代谢性酸中毒时，机体有哪几种代偿性调节？哪种代偿方式出现最早？哪种代偿方式作用最持久？
7. 慢性呼吸性酸中毒时，机体的主要代偿方式是什么？为什么？
8. 什么中枢神经系统功能紊乱在呼吸性酸中毒时比代谢性酸中毒时更明显？

选择题参考答案：

A 型题

1. B	2. B	3. C	4. A	5. D	6. B	7. A	8. D	9. E
10. D	11. B	12. B	13. E	14. C	15. E	16. A	17. D	18. D
19. A	20. B	21. D	22. A	23. D	24. A	25. B	26. C	27. A

B 型题

28. B	29. A	30. C	31. D	32. C	33. D	34. B	35. A	36. C
37. D	38. B	39. D	40. B	41. E	42. B	43. C	44. A	45. E

X 型题

46. ABCE　47. ABCE　48. BCE　49. ABCD　50. ACE　51. ACE
52. ABCD

（周　洁）

第六章 炎 症

一、名词解释

1. 炎症
2. 渗出
3. 炎性积液
4. 趋化作用
5. 调理素
6. 炎症介质
7. 化脓性炎
8. 表面化脓
9. 积脓
10. 蜂窝织炎
11. 疖
12. 菌血症
13. 毒血症
14. 败血症
15. 脓毒败血症
16. 慢性炎症
17. 肉芽肿性炎

二、填空题

1. 具有__________系统的__________组织对损伤因子所发生的__________反应称为炎症。

2. 炎症的基本病理变化包括__________、__________和__________。

3. 炎症局部组织发生的__________、__________称为变质。

4. 炎症局部增生的成分包括__________、__________、__________。

5. 体表急性炎症的典型局部表现包括__________、__________、__________、__________和__________。

6. 炎症常见的全身反应有__________、__________。

7. 组织损伤后，其血流动力学改变顺序为__________、__________和__________。

8. 炎性渗出物的防御作用有__________、__________和__________。

9. 纤维蛋白渗出过多可造成组织__________和__________。

10. 白细胞渗出过程__________、__________和__________。

11. 游出的白细胞在炎症灶局部发挥__________作用和__________作用，并可引起__________。

12. 浆液性炎是以__________渗出为其特征，好发于__________、__________和__________等处。

13. 化脓性炎症可分为__________、__________和__________三种类型。

14. 纤维蛋白性炎是以__________渗出为其特征，好发于__________、__________和__________等部位。

15. 增生性炎包括__________和__________两大类。

16. 肉芽肿的主要细胞成分是__________细胞和__________细胞。

17. 炎症时病原微生物及毒性代谢产物入血可引起__________、__________、__________和__________。

18. 急性炎症时浸润的炎细胞以__________为主，慢性炎症时浸润的炎细胞以__________、__________、__________为主。

19. 最常见的外源性化学趋化因子是__________。

20. 物理性致炎因子包括__________、__________、__________等。

21. 体液中的炎症介质包括__________、__________、__________。

22. 炎症增生的作用是__________和__________。

23. 急性炎症的基本病理变化以__________、__________为主，慢性炎症以__________为主。

三、选择题

A 型题

1. 炎症时最早出现的血流动力学改变是

A. 血管壁通透性增加　B. 小静脉扩张，血流变慢
C. 细动脉短暂收缩　D. 毛细血管扩张，血流淤滞
E. 小动脉扩张，血流加快

2. 炎症局部的基本病变是

A. 变质、渗出、增生　B. 变性、坏死、增生
C. 炎症介质的释放　D. 血管变化及渗出物形成
E. 局部物质代谢紊乱

3. 关于炎症的论述，下列哪项是正确的？

A. 炎症反应均对机体有利　B. 炎症是一种防御反应
C. 任何有机体均可发生炎症　D. 损伤必然导致炎症
E. 炎症是活体组织的损伤反应

4. 炎症反应最重要的指征是

A. 血管扩张　B. 红细胞漏出　C. 血浆渗出
D. 白细胞游出　E. 纤维蛋白渗出

5. 最有防御意义的炎症改变是

A. 炎症介质形成　B. 分解代谢亢进　C. 局部酸中毒
D. 分子浓度增高　E. 白细胞渗出

6. 速发性短暂反应时血管通透性增高的机制是

A. 细动脉内皮细胞损伤　B. 细静脉内皮细胞收缩
C. 基底膜降解　D. 毛细血管内皮细胞损伤
E. 以上都不是

7. 最常见的致炎因子为
A. 机械性因子 B. 免疫反应 C. 物理性因子
D. 化学性因子 E. 生物性因子
8. 下列哪项不属于炎症的防御反应?
A. 代谢增强 B. 外周血白细胞增高 C. 充血、渗出
D. 器官功能障碍 E. 发热
9. 细胞因子主要由哪些细胞产生?
A. 肥大细胞和血小板 B. 中性粒细胞和嗜酸性粒细胞
C. 淋巴细胞和单核细胞 D. 中性粒细胞和嗜碱性粒细胞
E. 肥大细胞和嗜碱性粒细胞
10. 下列哪项不属于体液中的炎症介质?
A. 血管活性胺 B. 缓激肽 C. 补体
D. 纤维蛋白多肽 E. 纤维蛋白降解产物
11. 炎性水肿时渗出液位于
A. 关节腔 B. 胸膜腔 C. 腹膜腔
D. 心包腔 E. 组织间隙
12. 下列哪项关于炎症的叙述是正确的?
A. 慢性炎症均由急性炎症转变而来 B. 炎症反应均对机体有利
C. 增生是机体的抗损伤的反应 D. 炎症渗出不会引起组织肿胀
E. 炎症时组织增大均为增生所致
13. 炎症介质补体增强吞噬细胞的吞噬作用的机制是
A. 吞噬细胞表面有 C3b 受体 B. 可促进血管的扩张、通透性增加
C. 可引起细菌的通透性改变 D. 能促进花生四烯酸的代谢产物形成
E. 对 C5a 有趋化作用
14. 下列哪项关于纤维蛋白性炎症的叙述是正确的?
A. 当出现机化时便引起纤维蛋白性的粘连
B. 其好发部位是浆膜、黏膜和肺
C. 肺的纤维蛋白性炎常引起肺泡壁的破坏
D. 假膜与咽部黏膜疏松连接,易脱落
E. 假膜由胶原纤维、间皮细胞、白细胞和细菌组成
15. 假(伪)膜性炎是指
A. 皮肤的纤维蛋白性炎 B. 皮肤的化脓性炎
C. 浆膜的纤维蛋白性炎 D. 黏膜的纤维蛋白性炎
E. 浆膜的化脓性炎
16. 渗出液对机体的有利因素除外下列哪项?
A. 纤维蛋白的渗出有利于修复
B. 纤维蛋白的渗出有利于限制细菌蔓延
C. 纤维蛋白的渗出有利于机化
D. 渗出液可稀释毒素或有害刺激物
E. 渗出液带来各种抗体、补体及杀菌物质

17. 以中性粒细胞浸润为主的炎症为
A. 化脓性炎　B. 浆液性炎　C. 假膜性炎
D. 卡他性炎　E. 变态反应性炎
18. 脓肿最常见的致病菌是
A. 溶血性链球菌　B. 绿脓杆菌　C. 金黄色葡萄球菌
D. 白色葡萄球菌　E. 草绿色链球菌
19. 白细胞向着化学刺激物作定向移动的现象称为
A. 白细胞游出　B. 白细胞渗出　C. 白细胞吞噬
D. 调理素化　E. 趋化作用
20. 炎症灶中巨噬细胞的主要作用是
A. 具有特异性免疫功能　B. 形成浆细胞
C. 吞噬病原体和组织碎片　D. 修复病变的组织
E. 释放血管活性胺
21. 吞噬作用最为活跃的炎症细胞是
A. 淋巴细胞　B. 中性粒细胞　C. 浆细胞
D. 嗜酸性粒细胞　E. 肥大细胞
22. 过敏性炎症主要出现哪种炎症细胞浸润?
A. 淋巴细胞　B. 中性粒细胞　C. 巨噬细胞
D. 嗜酸性粒细胞　E. 浆细胞
23. 病毒感染的炎症灶中主要出现哪种炎症细胞?
A. 淋巴细胞　B. 中性粒细胞　C. 巨噬细胞
D. 浆细胞　E. 嗜酸性粒细胞
24. 炎症介质的主要作用是使
A. 局部氢离子浓度增高　B. 组织分解代谢增强
C. 组织间液渗透压增高　D. 细胞酶系统障碍
E. 血管扩张通透性增加
25. 肉芽肿性炎症病灶中的主要炎症细胞是
A. 中性粒细胞　B. 巨噬细胞　C. 嗜酸性粒细胞
D. 成纤维细胞　E. 淋巴细胞及浆细胞
26. 感染性肉芽肿的结构特点是
A. 结缔组织增生形成境界清楚的结节状病灶
B. 淋巴细胞增生形成境界清楚的结节状病灶
C. 上皮样细胞和多核巨细胞形成境界清楚的结节状病灶
D. 实质细胞增生形成境界清楚的结节状病灶
E. 黏膜上皮、腺体和结缔组织增生形成的结节状病灶
27. 在化脓性炎中，坏死组织的液化分解是由于下列哪一类细胞的存在所致?
A. 浸润的巨噬细胞　B. 浸润的中性粒细胞
C. 浸润的嗜酸性粒细胞　D. 浸润的淋巴细胞
E. 浸润的浆细胞
28. 卡他性炎一般是指发生在

A. 皮肤的渗出性炎症
B. 皮肤的变质性炎症
C. 黏膜的变质性炎症
D. 黏膜的渗出性炎症
E. 黏膜的增生性炎症

29. 下列哪一种炎症，红、肿、热、痛、功能障碍五大症状都表现得比较明显？
A. 各种类型的炎症
B. 黏膜的急性炎症
C. 浆膜的急性炎症
D. 内脏的急性炎症
E. 体表的急性炎症

30. 持续高热易发生变性坏死的脏器主要是
A. 心、肝、胃
B. 心、脾、胃
C. 心、肝、肾
D. 肝、脾、心
E. 胃、肝、脾

31. 高热时实质脏器最易发生的变化是
A. 变性
B. 坏疽
C. 凋亡
D. 梗死
E. 萎缩

32. 急性炎症引起局部肿胀的主要因素是
A. 变性及坏死
B. 充血及渗出
C. 增生及化生
D. 炎症介质的形成
E. 局部分子浓度升高

33. 急性炎症局部疼痛的主要原因是
A. 细胞增生压迫神经末梢
B. 局部组织的变性及坏死
C. 局部充血及血流量增多
D. 渗出压迫及炎症介质刺激
E. 组织分解代谢增强

34. 巨噬细胞吞噬病原体后对机体有害的表现为
A. 传递抗原信息
B. 将病原体消化
C. 变为多核巨细胞
D. 变为类上皮细胞
E. 携带病原体移动

35. 出血性炎症时，出血的主要原因是
A. 血管壁通透性增高
B. 静脉淤血
C. 组织缺血缺氧
D. 组织内胶体渗透压增高
E. 血浆胶体渗透压增高

36. 以中性粒细胞渗出为主的炎症一般可形成
A. 假膜性炎
B. 浆液性炎
C. 出血性炎
D. 化脓性炎
E. 卡他性炎

37. 慢性炎症病灶内浸润的炎性细胞主要为
A. 嗜酸性粒细胞和嗜碱性粒细胞
B. 中性粒细胞和浆细胞
C. 单核细胞和淋巴细胞
D. 淋巴细胞和嗜酸性粒细胞
E. 中性粒细胞和嗜酸性粒细胞

38. 炎症时白细胞游出后定向移动的主要原因是
A. 炎症部位的化学趋化性
B. 轴流消失，白细胞边集
C. 白细胞的阿米巴样运动
D. 血管壁的通透性增高
E. 血管内压升高

39. 炎症时下列哪种物质不是细胞所释放的？
A. 激肽类
B. 组织胺
C. 5-羟色胺
D. 酸性蛋白酶
E. 前列腺素

40. 下列哪种变化最能促使血液成分渗出？
A. 组织变质崩解
B. 淤血，血流缓慢
C. 动脉扩张，血流加快
D. 小动脉短暂痉挛
E. 内皮细胞肿胀

41. 炎症引起较大范围的组织缺损时，主要通过什么方式进行修复？
A. 周围组织增生肥大
B. 肉芽组织增生填补
C. 巨噬细胞增生
D. 缺损周围组织收缩
E. 淋巴细胞增生

42. 下列哪一种疾病的病变是以增生性炎为主？
A. 浸润型肺结核
B. 细菌性痢疾
C. 肠伤寒
D. 急性肾盂肾炎
E. 流行性脑脊髓膜炎

43. 下列哪一种疾病的病变是以变质性炎为主？
A. 慢性阑尾炎
B. 肾小球肾炎
C. 急性重型肝炎
D. 大叶性肺炎
E. 蜂窝织炎

44. 下列哪一种疾病的病变是以渗出性炎为主？
A. 局灶性肺结核
B. 肝炎
C. 乙型脑炎
D. 支气管肺炎
E. 急性弥漫性增生性肾炎

B 型题

问题 45～46：
A. 对中性粒细胞有趋化作用
B. 对嗜酸性粒细胞有趋化作用
C. 对嗜碱性粒细胞有趋化作用
D. 对单核细胞有趋化作用
E. 对肥大细胞有趋化作用

45. 伤寒杆菌
46. 葡萄球菌

问题 47～50：
A. 可稀释毒素
B. 可吞噬致炎因子
C. 可使炎症局限
D. 可起调理素的作用
E. 可加重组织损伤

47. 血浆渗出
48. 纤维蛋白渗出
49. 白细胞渗出
50. 溶酶体酶的溢出

问题 51～54：
A. 变质性炎
B. 浆液性炎
C. 纤维蛋白性炎
D. 化脓性炎
E. 蜂窝织炎

51. 溶血性链球菌感染常为
52. 白喉和细菌性痢疾为
53. 感冒早期鼻黏膜炎症为
54. 小叶性肺炎病变为

问题 55～56：
A. 激肽系统
B. 细菌产物
C. 免疫球蛋白
D. 5-羟色胺
E. 白细胞黏附因子

55. 参与白细胞黏着
56. 参与吞噬作用

问题 57～59：

A. 阿米巴痢疾　B. 急性细菌性痢疾初期　C. 浸润型肺结核
D. 肠伤寒　E. 流行性脑脊髓膜炎

57. 急性增生性炎
58. 急性卡他性炎
59. 变质性炎

问题 60～63：

A. 脚部感染引起腹股沟淋巴结肿大　B. 患者有全身中毒症状，血培养阴性
C. 患者无全身中毒症状，血培养阳性　D. 患者有全身中毒症状，血培养阳性
E. 患者有全身中毒症状，伴全身多发性小脓肿

60. 毒血症
61. 菌血症
62. 败血症
63. 脓毒败血症

问题 64～66：

A. 深部脓肿向体表或空腔脏器穿破　B. 皮肤或黏膜的化脓性炎破溃
C. 深部脓肿通过自然管道排出　D. 链激酶与透明质酸酶
E. 血浆凝固酶

64. 与溃疡的形成有关
65. 与空洞的形成有关
66. 与窦道或瘘管的形成有关

X 型题

67. 关于急性炎症转为慢性的叙述，下列哪些是正确的？
A. 致炎因子未能在短时间内清除　B. 对自身组织产生免疫反应
C. 炎症局部渗出太少　D. 致炎因子毒力太强，组织损伤严重
E. 致炎因子不断损伤组织

68. 下列哪些疾病的病变属于感染性肉芽肿？
A. 伤寒小结　B. 风湿小结　C. 矽肺结节
D. 结核结节　E. 瘤型麻风

69. 下列哪些因素是引起炎症的原因？
A. 坏死的组织　B. 凋亡的细胞　C. 变态反应
D. 细菌、病毒　E. 放射线

70. 下列哪些属于变态反应性炎症？
A. 慢性浅表性胃炎　B. 肺脓肿　C. 肾小球肾炎
D. 阑尾炎　E. 风湿性心脏病

71. 下列哪些属于化脓性炎症？
A. 蜂窝织炎　B. 小叶性肺炎　C. 结核
D. 肝炎　E. 脑脓肿

72. 炎症增生性变化包括
A. 上皮增生
B. 腺体增生
C. 毛细血管增生
D. 巨噬细胞增生
E. 纤维组织增生

73. 下列哪些属于炎症时的全身反应?
A. 发炎组织变红
B. 关节肿胀、疼痛
C. 发热
D. 末梢血白细胞增高
E. 以上都属于

74. 纤维蛋白性炎常发生于
A. 肝
B. 肺
C. 浆膜
D. 脾
E. 黏膜

75. 巨噬细胞的作用包括
A. 引起组织水肿
B. 传递抗原信息
C. 释放致热原
D. 形成多核巨细胞
E. 吞噬细菌及异物

76. 能释放血管活性胺的细胞有
A. 嗜碱性粒细胞
B. 嗜酸性粒细胞
C. 中性粒细胞
D. 肥大细胞
E. 单核巨噬细胞

77. 炎症变质时发生的代谢性变化包括
A. 炎症化学介质释放
B. 分解代谢减弱
C. 酸性代谢产物减少
D. 氢离子浓度升高
E. 组织渗透压升高

四、问答题

1. 简述炎症渗出物的作用。
2. 试述白细胞的渗出过程。
3. 白细胞在炎症病灶局部的作用是什么?
4. 何为浆液性炎?简述其病变特点及结局。
5. 何为纤维蛋白性炎?简述其病变特点及其结局。
6. 试述慢性炎症的基本病理变化及其病因。
7. 何为炎症的典型局部表现?其发生机制是什么?
8. 何为肉芽肿性炎?简述结核性肉芽肿的病变特点。
9. 何为化脓性炎?简述蜂窝织炎的病变特点。
10. 试述炎症的原因。
11. 吞噬过程是怎样的?有何意义?
12. 简述炎症介质的分类及其作用。
13. 简述炎症的结局。

选择题参考答案:

A 型题

1. C　2. A　3. B　4. D　5. E　6. B　7. E　8. D　9. C

10. A	11. E	12. C	13. A	14. B	15. D	16. C	17. A	18. C
19. E	20. C	21. B	22. D	23. A	24. E	25. B	26. C	27. B
28. D	29. E	30. C	31. A	32. B	33. D	34. E	35. A	36. D
37. C	38. A	39. A	40. B	41. B	42. C	43. C	44. D	

B 型题

45. D	46. A	47. A	48. C	49. B	50. E	51. E	52. C	53. B
54. D	55. E	56. C	57. D	58. B	59. A	60. B	61. C	62. D
63. E	64. B	65. C	66. A					

X 型题

67. ABE	68. ABDE	69. ACDE	70. CE	71. ABE	72. ABCDE
73. CD	74. BCE	75. BCDE	76. AD	77. ADE	

（王华新）

第七章　发　　热

一、名词解释

1. 发热　　2. 过热　　3. 发热激活物　　4. 内生致热原

二、填空题

1. 发热是指在＿＿＿＿＿的作用下使体温调节中枢的＿＿＿＿＿上移而引起的调节性体温升高。

2. 病理性体温升高包括＿＿＿＿＿和＿＿＿＿＿。

3. 体温调节的高级中枢位于＿＿＿＿＿。

4. 发热时相大致分为＿＿＿＿＿、＿＿＿＿＿和＿＿＿＿＿三个时相。

5. 发热体温上升期的热代谢特点是＿＿＿＿＿减少和＿＿＿＿＿增加。

6. 发热高温持续期的热代谢特点是产热与散热在＿＿＿＿＿上相对平衡。

7. 发热体温下降期的热代谢特点是＿＿＿＿＿减少和＿＿＿＿＿增加。

8. 发热可使患者心率＿＿＿＿＿、呼吸＿＿＿＿＿、胃肠蠕动＿＿＿＿＿。

三、选择题

A 型题

1. 有关发热的概念中哪项是正确的？
   A. 体温超过正常值 0.5℃　　B. 产热过程超过散热过程
   C. 是临床上常见的疾病　　D. 是体温调节中枢调定点上移所致
   E. 由体温调节中枢调节功能障碍引起

2. 临床上常把体温上升超过正常值的多少称为发热？
   A. 0.2℃　　B. 0.5℃　　C. 1.0℃
   D. 1.5℃　　E. 2.0℃

3. 人体最重要的散热途径是
   A. 肺　　B. 皮肤　　C. 尿
   D. 粪　　E. 肌肉

4. 下列哪项属于过热？

A. 妇女月经前期　B. 妊娠期　C. 皮肤鱼鳞病
D. 剧烈运动　E. 应激

5. 引起发热最常见的原因是
A. 无菌性炎症　B. 恶性肿瘤　C. 变态反应
D. 细菌感染　E. 病毒感染

6. 下列哪项不是发热激活物?
A. 葡萄球菌之肠毒素　B. 生理盐水　C. 麻疹病毒
D. 溶血性链球菌之红疹毒素　E. 酵母

7. 外源性致热原的作用主要是
A. 激活局部的血管内皮细胞,释放致炎物质
B. 刺激局部的神经末梢,释放神经介质
C. 直接作用于下丘脑的体温调节中枢
D. 促进内生致热原的产生和释放
E. 加速分解代谢,产热增加

8. 寒战是由于
A. 全身骨骼肌不随意的周期性收缩　B. 全身骨骼肌不随意的僵直性收缩
C. 下肢骨骼肌不随意的周期性收缩　D. 竖毛肌周期性收缩
E. 竖毛肌不随意收缩

9. 发热高峰期的热代谢特点是
A. 产热超过散热　B. 散热明显减少　C. 辐射热明显减少
D. 对流热明显减少　E. 产热与散热在高水平上相对平衡

10. 一般公认,体温升高 1℃,基础代谢率提高
A. 5%　B. 13%　C. 27%
D. 50%　E. 1 倍

11. 发热患者最常出现
A. 代谢性酸中毒　B. 呼吸性酸中毒　C. 混合性酸中毒
D. 代谢性碱中毒　E. 混合性碱中毒

12. 发热时,关于体温上升期的描述正确的是
A. 体温高于调定点　B. 体温低于调定点　C. 产热与散热相等
D. 产热小于散热　E. 体温与调定点相适应

13. 体温下降期可导致
A. Na^+潴留　B. K^+潴留　C. 水潴留
D. 脱水　E. 出汗减少

14. 高热患者容易发生
A. 低渗性脱水　B. 等渗性脱水　C. 高渗性脱水
D. 水中毒　E. 水肿

15. 下列对发热患者的处理哪项不正确?
A. 寻找病因,针对病因治疗　B. 对一般发热解热有利疾病康复
C. 注意水盐代谢,预防脱水　D. 补充维生素
E. 进食易消化营养物质

B 型题

问题 16～18：

A. 月经前期　B. 月经后期　C. 脱水热
D. 猩红热　E. 更年期

16. 属于生理性体温升高的是
17. 属于发热的是
18. 属于过热的是

问题 19～21：

A. 产热正常，散热减少　B. 产热增多，散热减少
C. 产热与散热都增多　D. 产热减少，散热减少
E. 产热减少，散热增多

19. 发热的体温上升期
20. 发热的高温持续期
21. 发热的体温下降期

问题 22～24：

A. 体温＞调定点　B. 体温＜调定点　C. 体温升高＝调定点
D. 体温正常＝调定点　E. 体温正常＜调定点

22. 发热的体温上升期
23. 发热的高温持续期
24. 发热的体温下降期

X 型题

25. 下列属于生理性体温升高的是
A. 汗腺缺乏　B. 月经前期　C. 妊娠期
D. 剧烈运动　E. 甲状腺功能亢进
26. 下列属于过热的是
A. 先天性汗腺缺乏　B. 中暑　C. 剧烈运动
D. 甲状腺功能亢进　E. 恶性肿瘤
27. 发热的发病环节中哪些是错误的？
A. 发热激活物的刺激　B. 内生致热原的产生和释放
C. 产热增多，散热减少　D. 温度效应器不参与
E. 脑内钠离子与钙离子的比值降低使调定点上移
28. 发热体温上升期的热代谢特点是
A. 中心体温低于调定点　B. 出汗　C. 皮肤血管扩张
D. 寒战　E. 产热增多，散热减少
29. 发热体温下降期的热代谢特点是
A. 产热大于散热　B. 产热等于散热　C. 产热小于散热
D. 产热障碍　E. 有出汗
30. 发热高峰期的热代谢特点是
A. 有“鸡皮”现象　B. 有寒战　C. 皮肤血管舒张
D. 产热大于散热　E. 中心体温与调定点相适应

31. 发热机体代谢改变的总特点是
A. 基础代谢率升高
B. 分解代谢增强
C. 氧化磷酸化降低
D. 能源物质消耗增多
E. 营养物质消耗增多

32. 发热机体可出现
A. 糖原合成增加
B. 代谢性酸中毒
C. 血浆蛋白升高
D. 磷脂合成增加
E. 脱水

33. 高热时心血管功能改变一般有
A. 心输出量增多
B. 心率减慢
C. 心律不齐
D. 心率加快
E. 在不同期血压可轻度升高或下降

四、问答题

1. 简述发热和过热的异同。
2. 简述发热的发生机制。
3. 简述发热过程的分期及每期的热代谢特点。
4. 简述发热时机体的功能代谢变化。

选择题参考答案：

A 型题

1. D　2. B　3. B　4. C　5. D　6. B　7. D　8. E　9. E
10. B　11. A　12. B　13. D　14. C　15. B

B 型题

16. A　17. D　18. C　19. B　20. C　21. E　22. B　23. C　24. A

X 型题

25. BCD　26. ABD　27. DE　28. ADE　29. CE　30. CE　31. ABCDE
32. BE　33. ACDE

（汪晓庆）

第八章　休　　克

一、名词解释

1. 休克　2. 低血容量性休克　3. 高动力型休克　4. 低动力型休克

二、填空题

1. 根据血流动力学特点，可把休克分为__________和__________休克。

2. 休克早期，由于__________系统兴奋和__________的作用，使微血管__________，__________开放，由于大量毛细血管网关闭，致使微循环灌流处于__________、__________状态。

3. 休克早期动脉血压变化不明显，是因为通过代偿反应使____________________增多、______________________________增加和__________升高所致。

4. 休克进展期毛细血管前阻力__________，毛细血管后阻力__________，致使微循环灌流处于__________、____________________状态。

5. 休克进展期引起微血管扩张的局部代谢产物有__________、__________、__________。

6. 休克晚期微循环中可形成__________，阻塞微血管，使__________进一步锐减，并可引起__________衰竭，通常称该期休克为__________休克。

7. 休克晚期，微血管丧失对__________的反应性，使微循环处于__________的状态。

8. 一个典型的休克根据微循环血液灌流特点可以分为__________、__________和__________。

9. 低动力性休克的血流动力学特点是__________，__________。

10. 高动力性休克的血液动力学特点是__________，__________。

三、选择题

A 型题

1. 临床最常见的休克分类方法是
   A. 按休克的原因分类　　B. 按休克发生的始动环节分类
   C. 按休克的血流动力学特点分类　　D. 按患者的皮肤温度分类

E. 按患者的血容量分类

2. 下列哪一类不是低血容量性休克的原因？

A. 失血　B. 脱水　C. 感染　D. 烧伤　E. 挤压伤

3. 微循环的营养通路指

A. 微动脉→后微动脉→直捷通路→微静脉

B. 微动脉→后微动脉→真毛细血管→微静脉

C. 微动脉→动静脉吻合支→微静脉

D. 微动脉→后微动脉→直捷通路→真毛细血管→微静脉

4. 休克早期引起微循环变化的最主要因子是

A. 儿茶酚胺　B. 血栓素 A_2　C. 血管紧张素Ⅱ　D. 内皮素　E. 心肌抑制因子

5. 休克时交感-肾上腺髓质系统处于

A. 强烈兴奋　B. 强烈抑制　C. 先兴奋后抑制　D. 先抑制后兴奋　E. 改变不明显

6. 休克早期"自身输血"的代偿作用主要指

A. 动静脉吻合支开放，回心血量增多

B. 容量血管收缩，回心血量增加

C. 脾血库收缩，释放储存血液

D. RAA 系统激活，肾小管对钠、水重吸收加强

E. 缺血、缺氧，红细胞生成增多

7. 休克早期"自身输液"的代偿作用主要指

A. 动静脉吻合支开放，回心血量增多

B. 容量血管收缩，回心血量增加

C. RAA 系统激活，肾小管对钠、水重吸收加强

D. ADH 分泌增多，肾小管重吸收功能加强

E. 毛细血管流体静压降低，组织液回流增多

8. 下列哪一项不是休克早期的微循环变化？

A. 微动脉收缩　B. 后微动脉收缩　C. 毛细血管前括约肌收缩　D. 动静脉吻合支收缩　E. 微静脉收缩

9. 休克早期微循环灌流的特点是

A. 多灌少流，灌多于流　B. 少灌少流，灌少于流　C. 少灌多流　D. 多灌多流，灌少于流　E. 不灌不流，血流停滞

10. 休克的下列临床表现，哪一项错误？

A. 烦躁不安或表情淡漠，甚至昏迷　B. 呼吸急促，脉搏细速　C. 血压均下降　D. 尿少或无　E. 面色苍白或潮红、发绀

11. 休克发病学中儿茶酚胺通过 α 受体的作用是

A. 只在休克早期存在

B. 各期都是休克发病的主导环节，应阻断之
C. 是早期组织缺血的主要机制，并具有代偿意义
D. 各器官均一起同样程度的缺血、缺氧
E. 可引起动静脉吻合支广泛收缩

12. 休克进展期微循环灌流的特点是
A. 少灌少流，灌少于流　B. 少灌多流，灌少于流
C. 多灌少流，灌多于流　D. 多灌多流，灌多于流
E. 多灌多流，灌少于流

13. 休克时最常出现的酸碱平衡紊乱是
A. AG 正常性代谢性酸中毒　B. AG 增高性代谢性酸中毒
C. 呼吸性碱中毒　D. 代谢性碱中毒
E. 呼吸性酸中毒

14. 选择血管活性药治疗休克应首先
A. 充分补足血容量　B. 纠正酸中毒　C. 改善心功能
D. 去除原发病因　E. 给予缩血管药

15. 对休克晚期的描述哪一项不正确？
A. 血管低反应性，血压降低或测不到
B. 均发生 DIC，故又称 DIC 期
C. 肢体厥冷，严重发绀
D. 常出现肠源性内毒素血症
E. 多种炎症介质促进病情恶化

16. 下列哪项不是休克时细胞损害出现的变化？
A. 有氧氧化障碍，ATP 生成少
B. 线粒体呼吸酶活性增加，无氧酵解加强
C. 高乳酸血症
D. 细胞内钠、钙增加
E. 溶酶体酶释放

17. 休克早期发生的急性肾功能衰竭属于
A. 功能性肾功能衰竭　B. 器质性肾功能衰竭　C. 肝性肾功能衰竭
D. 肾性肾功能衰竭　E. 肾后性肾功能衰竭

18. 增加毛细血管通透性的体液因子是
A. 心肌抑制因子　B. 组胺　C. 儿茶酚胺
D. 血栓素 A_2　E. 前列环素

19. 休克肺最早出现的酸碱平衡紊乱是
A. AG 正常性代谢性酸中毒　B. AG 增高性代谢性酸中毒
C. 呼吸性酸中毒　D. 呼吸性碱中毒
E. 代谢性碱中毒

20. 下列哪项因素不易引起 ARDS？
A. 休克　B. 创伤　C. 长期吸入高浓度氧
D. 烧伤　E. 急性心肌炎

B 型题

问题 21～22：

A. 低血容量　　B. 感染

C. 两者均有　　D. 两者均无

21. 早期烧伤性休克的发生是由于
22. 晚期烧伤性休克的发生是由于

问题 23～25：

A. 低血容量性休克　　B. 血管源性休克

C. 两者均有　　D. 两者均无

23. 严重呕吐和腹泻引起的休克属
24. 挤压伤引起的休克属
25. 神经源性休克属

问题 26～27：

A. 毛细血管前阻力增加　　B. 毛细血管后阻力增加

C. 两者均有　　D. 两者均无

26. 休克早期(微循环缺血期)发生
27. 休克期(微循环淤血期)发生

问题 28～31：

A. 低排高阻型休克　　B. 高排低阻型休克

C. 两者均有　　D. 两者均无

28. 感染性休克
29. 烧伤性休克
30. 心源性休克
31. 失血性休克

问题 32～38：

A. 感染性休克　　B. 心源性休克　　C. 过敏性休克

D. 低血容量性休克　　E. 神经源性休克

32. 高位脊髓麻醉可发生
33. 食管静脉曲张破裂可发生
34. 注射青霉素可发生
35. 大面积烧伤早期可发生
36. 内毒素中毒可发生
37. 严重心律失常可发生
38. 严重腹泻可引起

问题 39～41：

A. 毛细血管内压降低,组织液回流增多

B. 毛细血管内压升高,组织液生成增多

C. 毛细血管扩张,血流缓慢,微血栓形成

D. 毛细血管内、外液体交换处于动态平衡

E. 毛细血管扩张,血流加快

39. 休克早期
40. 休克期
41. 休克晚期

X 型题

42. 参与休克早期发生发展的体液因子有
    A. 儿茶酚胺　B. 激肽　C. NO
    D. 肠源性内毒素　E. 血管紧张素Ⅱ
43. 休克早期具有代偿意义的改变是
    A. 容量血管收缩,增加回心血量
    B. 肾血管收缩缺氧,红细胞生成素多
    C. 皮肤血管收缩,减少散热
    D. 微动脉收缩,减少毛细血管床
    E. 血液重新分布
44. 休克患者皮肤苍白、湿冷的机制有
    A. 分解代谢降低使产热减少　B. 大失血引起贫血
    C. 进食少使能源物质不足　D. 皮肤小血管强烈收缩
    E. 汗腺分泌增加
45. 各类休克晚期均可发生内毒素血症是由于
    A. 继发革兰阴性菌感染　B. 继发革兰阳性菌败血症
    C. 大量应用抗生素使体内菌群失调　D. 免疫功能紊乱
    E. 肠道功能紊乱
46. 休克发展为难治性休克的机制有
    A. DIC　B. 多器官功能障碍　C. 微循环淤血缺氧
    D. 多种炎症介质的作用　E. 严重酸中毒
47. 休克时 ATP 不足的危害是
    A. 细胞内 Na^+ 增多　B. 细胞内 K^+ 增多　C. 细胞水肿
    D. 细胞脱水　E. 细胞膜完整性破坏
48. 休克引起急性肾功能衰竭的机制是
    A. 肾血液灌流不足　B. 肾小管重吸收水减少
    C. 肾小管重吸收钠减少　D. 肌红蛋白损伤肾小管
    E. 发生急性肾小管坏死
49. 休克时细胞受损主要包括
    A. 细胞膜受损　B. 细胞质受损　C. 线粒体受损
    D. 溶酶体受损　E. 细胞核受损

四、问答题

1. 哪些原因可以引起休克?
2. 休克发病的始动环节有哪些? 各举一型休克说明之。
3. 为什么休克早期血压无明显降低?

4. 何谓血液重新分布？简述其发生机制。
5. 休克初期肾等腹腔内脏血管收缩的机制是什么？
6. 简述休克时血液流变学的主要改变及其在休克发病学中的意义。
7. 简述休克进展期的微循环变化特征及其机制。

选择题参考答案：

A 型题

1. A　2. C　3. A　4. C　5. B　6. C　7. B　8. B　9. A
10. A　11. A　12. E　13. D　14. A　15. D　16. A　17. B　18. D
19. A　20. B

B 型题

21. A　22. C　23. A　24. A　25. A　26. B　27. E　28. D　29. B
30. C　31. C　32. C　33. B　34. A　35. B　36. B　37. A　38. B
39. D　40. E　41. C

X 型题

42. AE　43. AE　44. DE　45. DE　46. ABCDE　47. AC　48. ADE
49. ACDE

（牛春红）

第九章　弥散性血管内凝血

一、名词解释

1. 弥散性血管内凝血(DIC)　　2. 微血管病性溶血性贫血

二、填空题

1. DIC 最常见的临床表现是：__________、__________、__________和__________。

2. DIC 筛选实验项目主要是：__________、__________和__________。

3. 凝血因子和血小板的生成超过消耗的情况见于：__________和__________。

4. 根据 DIC 的病理生理特点，典型者可分为三期：__________、__________和__________。

5. DIC 的纤溶亢进期，凝血酶原时间__________，3P 实验__________，优球蛋白溶解时间__________。

6. 红细胞受损可释放__________和__________参与 DIC 的形成。

7. DIC 的常见诱因有：__________、__________、__________、__________和__________。

8. DIC 发生出血的机制是：__________、__________和__________。

9. DIC 时发生血栓、出血和器官功能障碍的病理生理学基础主要与以下两种酶在血中出现有关：__________和__________。

10. 血管内皮损伤，激活__________，启动__________凝血系统。

三、选择题

A 型题

1. DIC 时血液凝固障碍表现为
   A. 血液凝固性增高　　B. 纤溶活性增高
   C. 先低凝后转为高凝　　D. 先高凝后转为低凝
   E. 高凝和低凝同时出现

2. 在 DIC 的原发病中，下列哪种疾病最为常见？
   A. 胎盘早期剥离　　B. 外伤　　C. 过敏性疾病
   D. 组织损伤　　E. 感染性疾病

3. DIC 的最主要特征是
A. 广泛微血栓形成　B. 凝血因子大量消耗　C. 纤溶过程亢进
D. 凝血功能紊乱　E. 严重出血

4. 大量组织因子入血的后果是
A. 激活内源性凝血系统　B. 激活外源性凝血系统　C. 激活补体系统
D. 激活激肽系统　E. 激活纤溶系统

5. DIC 造成的贫血属于
A. 缺铁性贫血　B. 中毒性贫血　C. 大细胞性贫血
D. 溶血性贫血　E. 失血性贫血

6. 启动外源性凝血系统导致 DIC 的原因是
A. 缺氧、酸中毒　B. 高热
C. 转移癌细胞大量入血　D. 肿瘤组织坏死
E. 抗原-抗体复合物形成

7. 影响 DIC 发生、发展的因素是
A. 血管内皮损伤　B. 组织严重破坏　C. 血液高凝状态
D. 红细胞大量破坏　E. 促凝物质大量入血

8. DIC 导致的后果，下列哪项除外？
A. 出血　B. 休克　C. 器官功能障碍
D. 贫血　E. 血管内皮损伤

9. 引起 DIC 最常见的原因是
A. 血液高凝状态　B. 微循环障碍　C. 肝功能严重障碍
D. 单核巨噬细胞系统功能受损　E. 血管内皮受损

10. 急性 DIC 最突出的临床表现是
A. 贫血　B. 尿量减少　C. 多部位出血
D. 休克　E. 多器官功能衰竭

11. 导致 DIC 发病的关键环节是
A. 凝血因子Ⅻ的激活　B. 组织因子大量入血　C. 血管内皮受损
D. 血中出现凝血酶　E. 血中激肽释放酶增多

12. DIC 晚期患者出血的主要原因是
A. 血小板减少　B. 纤维蛋白消耗　C. 凝血酶原减少
D. 促凝物质减少　E. 纤溶酶增多

13. 在 DIC 发生、发展过程中大量被消耗的物质是
A. 纤维蛋白原和血小板　B. FDP 和 MDP
C. 纤溶酶原和纤溶酶　D. C3 和 C5
E. 激肽释放酶原和激肽释放酶

14. DIC 晚期下列哪些指标是错误的？
A. 3P 试验阳性　B. 凝血时间缩短
C. 血浆纤维蛋白原下降　D. 血小板减少
E. 凝血酶原时间延长

15. 妊娠末期的产科意外容易诱发 DIC 的主要机制是

A. 单核巨噬细胞系统功能受损
B. 微循环障碍
C. 肝功能严重障碍
D. 纤溶系统活性增高
E. 血液处于高凝状态

16. 红细胞大量破坏引起 DIC 的主要机制是
A. 组织因子大量释放入血
B. ADP 和红细胞内磷脂作用
C. 5-HT 和 TXA_2 大量释放入血
D. 钙离子参与激活因子 X
E. 凝血活酶样物质释放入血

17. 微血管病性溶血性贫血的发病机制
A. 微血管内皮细胞大量受损
B. 小血管强烈收缩
C. 小血管内血流淤滞
D. 微血管内大量微血栓形成
E. 纤维蛋白丝在微血管腔内形成细网

18. DIC 高凝期
A. 血小板计数减少,凝血时间延长,纤维蛋白原含量降低
B. 血小板计数减少,凝血时间缩短,纤维蛋白原含量降低
C. 血小板计数增加,凝血时间缩短,纤维蛋白原含量增高
D. 血小板计数增加,凝血时间延长,纤维蛋白原含量降低
E. 血小板计数增加,凝血时间延长,纤维蛋白原含量增高

19. DIC 晚期出血的原因
A. 纤溶系统被激活
B. 凝血系统和纤溶系统同时被激活
C. 凝血系统被激活
D. 纤溶系统活性>凝血系统活性
E. 凝血系统活性>纤溶系统活性

20. 关于 DIC 患者出血的叙述,下列哪项是正确的?
A. DIC 患者晚期出血的主要原因是凝血
B. 出血与凝血因子Ⅻ被激活关系最为密切
C. DIC 患者早期出血的主要原因是继发性纤溶亢进
D. DIC 患者的出血具有自发性和多部位的特点
E. 单核巨噬细胞系统功能下降可直接引起 DIC 患者出血

21. 下列哪项不是 DIC 产生休克的机制?
A. 出血
B. 补体激活
C. 回心血量减少
D. FDP 形成
E. 儿茶酚胺增多

22. 严重创伤引起 DIC 主要机制是
A. 凝血因子Ⅲ大量入血
B. 大量红细胞和血小板受损
C. 继发于创伤性休克
D. 血管内皮细胞受损
E. 凝血因子Ⅻ被激活

B 型题

问题 23～24:
A. 凝血因子Ⅻ被激活
B. 组织因子入血
C. 血细胞大量破坏
D. 蛋白酶入血,激活凝血酶
E. 微循环障碍

23. 急性胰腺炎导致 DIC 的主要机制是
24. 严重创伤导致 DIC 的主要机制是

问题 25～26：

A. 直接激活凝血酶原　　B. 直接激活因子Ⅻ　　C. 释放组织因子
D. 释放大量磷脂入血　　E. 释放大量蛋白水解酶

25. 大量输异型血引起 DIC 的机制是
26. 异型颗粒入血，引起 DIC 的机制是

问题 27～28：

A. 激活凝血因子Ⅻ，启动内源性凝血系统
B. 大量组织因子入血，启动外源性凝血系统
C. 血小板被激活
D. 红细胞大量破坏
E. 某些酶释放入血，直接激活凝血酶原

27. 酸中毒诱发 DIC 主要是由于
28. 白血病患者化疗后发生 DIC 主要是由于

问题 29～32：

A. 激活凝血因子Ⅻ，启动内源性凝血系统
B. 大量组织因子入血，启动外源性凝血系统
C. 血小板被激活
D. 红细胞大量破坏
E. 某些酶释放入血，直接激活凝血酶原

29. 器官移植引起 DIC 主要是由于
30. 胎盘早期剥离引起 DIC 主要是由于
31. 某些毒蛇咬伤引起 DIC 主要是由于
32. 恶性肿瘤坏死是通过

问题 33～35：

A. 纤溶系统异常活跃，FDP 增多
B. 继发性纤溶系统激活，血中凝血因子和血小板减少
C. 纤溶系统异常活跃，血中凝血因子和血小板增多
D. 凝血系统被激活，血中凝血酶增多
E. 凝血系统被激活，FDP 增多

33. 高凝期
34. 消耗性低凝期
35. 继发性纤溶亢进期

X 型题

36. DIC 的病因和发病机制包括

A. 血管内皮损伤　　B. 组织损伤或坏死　　C. 羊水栓塞
D. 血细胞大量破坏　　E. 转移的癌细胞入血

37. FDP 的抗凝作用是

A. 促进血小板聚集　　B. 抗凝血酶作用　　C. 分解凝血因子

D. 阻碍纤维蛋白单体聚合　E. 提高血管通透性

38. 红细胞大量破坏引起 DIC 的机制是

A. 释放血红蛋白　B. 释放大量 ADP

C. 释放血小板第三因子　D. 溶酶体破裂

E. 红细胞内的磷脂释放

39. DIC 的临床表现是

A. 贫血　B. 溶血　C. 微血栓形成

D. 出血　E. 休克

40. DIC 引起的溶血性贫血有下列哪些表现？

A. 血清直接胆红素含量增加

B. 尿胆红素呈阴性

C. 尿胆红素呈阳性

D. 外周血涂片有破碎细胞

E. 临床表现有发热、黄疸及血红蛋白尿

41. DIC 引起出血的主要原因是

A. 凝血物质减少　B. 纤溶系统被激活　C. FDP 的形成

D. 血管壁损伤　E. 维生素 K 缺乏

42. DIC 的诱因包括

A. 血细胞受损　B. 组织严重破坏　C. 血液高凝状态

D. 血管内皮受损　E. 肝功能严重受损

43. 急性 DIC 导致休克的机制

A. 心肌缺血、缺氧

B. FDP 可增加血管壁的通透性

C. 广泛微血栓形成导致回心血量降低

D. Ⅻ因子活化可激活激肽和补体系统

E. 出血使循环血量减少

44. 引起急性 DIC 的疾病或病理过程是

A. 羊水栓塞　B. 休克　C. 恶性肿瘤转移

D. 败血症　E. 血管瘤

45. 引起慢性 DIC 的疾病或病理过程有

A. 胶原病　B. 严重创伤　C. 血型不符的输血

D. 恶性肿瘤　E. 血管瘤

46. 急性 DIC 发病过程中包括以下哪些病理变化？

A. 凝血因子被大量消耗　B. 广泛出血造成低血容量

C. 微血管病变引起红细胞破坏　D. 纤溶系统活性增强

E. 重要器官功能障碍

四、问答题

1. 简述 DIC 的发生机制。

2. 急性 DIC 并发休克的原因是什么?
3. 产科意外为何易发生 DIC?
4. 影响 DIC 发生、发展的因素是什么?

选择题参考答案:

A 型题

1. D　2. E　3. D　4. B　5. D　6. D　7. C　8. E　9. E
10. C　11. D　12. E　13. A　14. B　15. E　16. B　17. E　18. B
19. D　20. D　21. D　22. A

B 型题

23. D　24. B　25. D　26. B　27. A　28. B　29. B　30. B　31. E
32. D　33. D　34. B　35. A

X 型题

36. ABCDE　37. BD　38. BE　39. ABCDE　40. BDE　41. ABCD
42. CE　43. ABCDE　44. ABD　45. ADE　46. ABCDE

(牛春红)

第十章 肿 瘤

一、名词解释

1. 肿瘤
2. 癌
3. 肉瘤
4. 异型性
5. 癌前病变
6. 原位癌
7. 早期浸润癌
8. 分化
9. 转移
10. 肿瘤直接蔓延

二、填空题

1. 肿瘤的生物学特性:肿瘤细胞不同程度地丧失__________能力,获得了相对无限制的__________能力。致瘤因素去除后,肿瘤细胞仍能继续__________,并将其肿瘤信息传给__________细胞。

2. 判断肿瘤组织来源、分类、命名和组织学诊断依据是肿瘤的__________。

3. 肿瘤的异型性表现为__________和__________。

4. 肿瘤的生长方式有__________、__________和__________。

5. 肿瘤的扩散包括__________和__________。

6. 肿瘤的转移途径有__________、__________、__________。癌的转移途径是__________,肉瘤的转移途径是__________。

7. 良性肿瘤分化程度__________,异型性__________,与起源组织__________。生长速度__________、呈__________生长,__________包膜,与周围组织境界清楚,__________转移,手术切除后__________复发,对机体影响较小,主要为局部__________或__________。

8. 恶性肿瘤分化程度__________,异型性__________,与起源组织__________。生长速度__________,呈__________生长,__________包膜,与周围组织境界不清,__________转移,手术切除后__________复发,对机体影响较大,除压迫、阻塞外,__________、__________、__________、__________、__________。

9. 良性肿瘤命名时常在来源组织名称后加"__________"字。__________来源的恶性肿瘤称癌。__________来源的恶性肿瘤称为肉瘤。

10. 常见的癌前病变有__________、__________、__________、__________、__________、__________、__________、__________。

11. 恶性肿瘤根据分化程度、异型性大小，一般分为三级：Ⅰ级为__________，属低度恶性；Ⅱ级为__________，属中度恶性；Ⅲ级为__________，属高度恶性。

12. 瘤细胞的多形性表现为__________、__________、__________。

13. 肿瘤的病理学常见检查方法有__________和__________，细胞学检查方法有__________、__________、__________、__________。

14. 来源于造血组织的恶性肿瘤称__________。来源于骨组织的恶性肿瘤称__________。来源于脂肪组织的良性肿瘤称__________。来源于腺上皮的恶性肿瘤称__________。

15. 影响肿瘤发生的内在因素有__________、__________、__________和__________。

16. 对肿瘤患者采取“三早”指的是__________、__________、__________。

三、选择题

A 型题

1. 下列哪项属于肿瘤的生物学特征？
   A. 表现为肿块　B. 瘤细胞丧失分化成熟能力
   C. 生长与机体相协调　D. 生长缓慢
   E. 对机体有利
2. 下列哪项不属于肿瘤性增生？
   A. 细胞分化成熟能力低　B. 常表现为局部肿块
   C. 相对无限制生长　D. 致病因素消除后肿块即停止生长
   E. 与机体不协调
3. 肿瘤实质指的是
   A. 肿瘤细胞　B. 血管　C. 神经组织
   D. 结缔组织　E. 少量淋巴细胞
4. 肿瘤均具有
   A. 浸润性　B. 转移　C. 核分裂象
   D. 异型性　E. 分化程度高
5. 肿瘤的生长速度主要取决于
   A. 机体营养因素　B. 肿瘤细胞的性质　C. 肿瘤细胞多少
   D. 肿瘤间质多少　E. 间质淋巴细胞
6. 与肿瘤的形状无关的因素有
   A. 肿瘤性质　B. 肿瘤的生长部位　C. 肿瘤的生长方式
   D. 肿瘤的生长速度　E. 起源组织
7. 与肿瘤的大小无关的因素是
   A. 肿瘤的性质　B. 肿瘤的生长部位　C. 肿瘤的生长方式
   D. 肿瘤的生长速度　E. 良恶性肿瘤
8. 与肿瘤的硬度无关的因素有
   A. 肿瘤的性质　B. 肿瘤的组织来源
   C. 肿瘤实质与间质比例　D. 肿瘤的继发性病变

E. 瘤组织骨化、钙化

9. 肿瘤组织的颜色一般呈何种颜色？

A. 灰白色或灰红色 B. 红色 C. 黑色
D. 淡黄色 E. 暗红色

10. 肿瘤组织分化程度越低

A. 恶性程度越低 B. 恶性程度越高 C. 转移越晚
D. 预后较好 E. 生长时间越长

11. 肿瘤的性质取决于

A. 肿瘤的间质 B. 肿瘤实质 C. 肿瘤的转移
D. 肿瘤细胞的代谢特点 E. 实质与间质比例

12. 判断肿瘤组织来源、分类、命名和组织学诊断的依据

A. 纤维结缔组织 B. 血管 C. 肿瘤实质细胞
D. 淋巴管 E. 肿瘤的间质

13. 机体细胞、组织从幼稚生长发育到成熟的过程称

A. 分化 B. 化生 C. 机化
D. 硬化 E. 老化

14. 对肿瘤间质的描述哪项不正确？

A. 由纤维结缔组织和血管组成 B. 起支持和营养作用
C. 可有淋巴细胞和单核细胞浸润 D. 判断肿瘤的起源
E. 同正常组织生长

15. 良性肿瘤的异型性表现为

A. 瘤细胞核多形性 B. 瘤细胞异型性 C. 细胞质变化
D. 组织结构异型性 E. 肿瘤间质的异型性

16. 诊断恶性肿瘤的组织学依据是

A. 细胞质中出现特异性物质 B. 细胞异型性显著 C. 细胞体积增大
D. 细胞核仁明显 E. 细胞质增多

17. 下列哪项不是良性肿瘤的组织学特点？

A. 肿瘤细胞排列紊乱 B. 肿瘤细胞排列正常
C. 瘤细胞与起源组织相似 D. 病理性核分裂象少见
E. 生长较慢

18. 下列哪项不是恶性肿瘤的组织学特征？

A. 瘤细胞大小不一、形态各异 B. 病理性核分裂象多见
C. 瘤细胞排列紊乱 D. 瘤细胞与起源组织相似
E. 瘤细胞异型性明显

19.“癌症”是

A. 泛指所有恶性肿瘤 B. 所有肿瘤的统称
C. 上皮组织发生的恶性肿瘤 D. 癌和肉瘤
E. 间叶组织来源的恶性肿瘤

20. 良、恶性肿瘤的根本区别是

A. 肿瘤生长方式 B. 肿瘤的生长速度

C. 肿瘤细胞的异型性
D. 肿瘤是否转移
E. 肿瘤的组织结构

21. 下列哪项是良性肿瘤的常见生长方式?
A. 膨胀性生长,无包膜
B. 浸润性生长,无包膜
C. 膨胀性生长,有包膜
D. 浸润性生长,有包膜
E. 外生性生长

22. 膨胀性生长的特点
A. 常为恶性肿瘤的生长方式
B. 有包膜,与周围组织界清
C. 无包膜,与周围组织分界不清
D. 术后易复发
E. 常为肉瘤的生长方式

23. 浸润性生长的特点
A. 常为良性肿瘤的生长方式
B. 有包膜,与周围组织界清
C. 无包膜,与周围组织分界不清
D. 术后不易复发
E. 常为肉瘤的生长方式

24. 下列哪项不是膨胀性生长的特点?
A. 常为良性肿瘤的生长方式
B. 有包膜,与周围组织界清
C. 无包膜,与周围组织分界不清
D. 术后不易复发
E. 活动度大

25. 下列哪项不是浸润性生长的特点?
A. 常为恶性肿瘤的生长方式
B. 有包膜,与周围组织界清
C. 无包膜,与周围组织分界不清
D. 术后易复发
E. 活动度小

26. 下列哪项不是外生性生长特点?
A. 良性肿瘤生长方式
B. 恶性肿瘤生长方式
C. 发生在表皮、黏膜
D. 都与周围组织境界清楚
E. 可以向表面生长

27. 下列哪项是恶性肿瘤的主要特征?
A. 胞质丰富
B. 瘤细胞具有明显异型性
C. 浸润和转移
D. 瘤巨细胞形成
E. 核分裂象多

28. 诊断恶性肿瘤发生淋巴结转移的确切依据是
A. 淋巴结肿大
B. 淋巴结质地变硬
C. 淋巴结内见到癌细胞
D. 淋巴结见到炎细胞
E. 多个淋巴结融合

29. 诊断肿瘤发生血道转移的确切依据是
A. 血液内查到肿瘤细胞
B. 转移瘤细胞栓塞
C. 远隔器官发现同一类型肿瘤
D. 恶性瘤细胞侵入静脉
E. 血中癌胚抗原阳性

30. 胃癌侵入穿破浆膜面、大网膜等处,形成转移瘤,它的转移方式是
A. 血道转移
B. 淋巴道转移
C. 种植转移

D. 直接蔓延 E. 自然管道扩散

31. 子宫颈癌向前蔓延至膀胱,其扩散方式是
A. 血道转移 B. 淋巴道转移 C. 种植转移
D. 直接蔓延 E. 自然管道扩散

32. 转移瘤的特征
A. 与原发瘤性质相似 B. 与原发瘤同样类型肿瘤
C. 与原发瘤的大小相同 D. 与原发瘤的肉眼形状相同
E. 与原发瘤形态不同

33. 左肺肿瘤细胞与肝组织细胞相似,有明显异型性,可能诊断是
A. 肝癌 B. 肺腺癌 C. 肺鳞状细胞癌
D. 肺转移性肝癌 E. 肝转移性肺癌

34. 良性肿瘤对机体的影响最主要决定于
A. 肿瘤发生部位 B. 肿瘤生长时间 C. 肿瘤组织的来源
D. 肿瘤的大小 E. 肿瘤的生长方式

35. 恶性肿瘤的分级依据是
A. 生长速度 B. 分化程度 C. 生长方式
D. 蔓延扩散程度 E. 核分裂象多少

36. 下列哪一项不符合良性肿瘤?
A. 生长缓慢 B. 异型性小、核分裂象少见
C. 多呈浸润性生长 D. 不易转移
E. 多呈膨胀性生长

37. 下列哪项不符合恶性肿瘤的特点?
A. 多呈浸润性生长 B. 生长迅速 C. 不易转移和复发
D. 异型性大,多见核分裂象 E. 瘤细胞异型性明显

38. 下列哪种不属于良性肿瘤?
A. 脂肪瘤 B. 纤维瘤 C. 黑色素瘤
D. 血管瘤 E. 平滑肌瘤

39. 下列良性肿瘤中哪种呈浸润性生长?
A. 血管瘤 B. 纤维瘤 C. 乳头状瘤
D. 脂肪瘤 E. 平滑肌瘤

40. 下列哪种属于肿瘤?
A. 动脉瘤 B. 非霍奇金淋巴瘤 C. 创伤性神经瘤
D. 室壁瘤 E. 炎性假瘤

41. 交界性肿瘤是指
A. 具有癌变可能性的良性病变 B. 介于良、恶性肿瘤之间的肿瘤
C. 具有癌和肉瘤结构的肿瘤 D. 发生于表皮和真皮交界处的肿瘤
E. 癌和肉瘤的成分都有的肿瘤

42. 起源于上皮组织的恶性肿瘤称为
A. 癌症 B. 癌 C. 类癌
D. 肉瘤 E. 癌肉瘤

43. 肉瘤是指
A. 间叶组织来源的良性肿瘤
B. 间叶组织来源的恶性肿瘤
C. 上皮组织来源的良性肿瘤
D. 上皮组织来源的恶性肿瘤
E. 多胚层来源的恶性肿瘤

44. 癌早期的转移途径是
A. 淋巴道转移
B. 血道转移
C. 直接蔓延
D. 种植转移
E. 自然管道扩散

45. 肉瘤早期转移途径是
A. 淋巴道转移
B. 血道转移
C. 直接蔓延
D. 种植转移
E. 自然管道扩散

46. 癌的镜下特点主要是
A. 形成癌巢,实质与间质境界清楚
B. 形成癌巢,实质与间质境界不清
C. 弥散分布,实质与间质境界清楚
D. 弥散分布,实质与间质境界不清
E. 多种瘤细胞成分,间质少

47. 肉瘤的镜下特点主要是
A. 形成癌巢,实质与间质境界清楚
B. 形成癌巢,实质与间质境界不清
C. 弥散分布,实质与间质境界清楚
D. 弥散分布,实质与间质境界不清
E. 多种瘤细胞成分,间质少

48. 癌的肉眼改变一般为
A. 灰白色,质硬,干燥
B. 灰红色,质软,湿润
C. 灰白色,质软,湿润
D. 灰红色,质硬,干燥
E. 灰白色,暗红色,质硬,湿润

49. 肉瘤的肉眼改变一般为
A. 灰白色,质硬,干燥
B. 灰红色,质软,湿润
C. 灰白色,质软,湿润
D. 灰红色,质硬,干燥
E. 灰白色,暗红色,质硬,湿润

50. 下列哪项不是癌的特点?
A. 起源于上皮组织
B. 多形成癌巢结构
C. 多经血道转移
D. 多发生于皮肤、黏膜
E. 多经淋巴道转移

51. 下列哪项不是肉瘤的特点?
A. 起源于间叶组织
B. 瘤细胞多形成巢状结构
C. 多经血道转移
D. 四肢、躯干多见
E. 肿瘤细胞弥散分布

52. 癌与肉瘤区别
A. 生长方式不同
B. 发生年龄不同
C. 发生的部位不同
D. 组织来源不同
E. 转移途径不同

53. 肉瘤最常转移至哪个部位?
A. 肺
B. 肝
C. 脑
D. 骨
E. 肾

54. 下列哪种不是上皮来源的肿瘤?
A. 食管癌
B. 肝癌
C. 甲状腺瘤

D. 脂肪瘤　E. 乳腺纤维腺瘤

55. 下列哪种肿瘤可命名为肉瘤？
A. 皮肤的恶性肿瘤　B. 造血组织的恶性肿瘤
C. 淋巴组织的恶性肿瘤　D. 骨组织的恶性肿瘤
E. 神经细胞的恶性肿瘤

56. 来源于纤维组织的恶性肿瘤应称为
A. 纤维瘤　B. 纤维肉瘤　C. 纤维癌
D. 恶性纤维瘤　E. 纤维组织细胞瘤

57. 来源于造血组织的恶性肿瘤应称为
A. 白血病　B. 血癌　C. 血管瘤
D. 恶性血细胞瘤　E. 淋巴瘤

58. 来源于骨组织的恶性肿瘤应称为
A. 骨瘤　B. 骨癌　C. 骨肉瘤
D. 恶性骨瘤　E. 骨软骨瘤

59. 含有三个胚层组织的良性肿瘤称
A. 畸胎瘤　B. 多形性腺瘤　C. 胚胎瘤
D. 癌肉瘤　E. 错构瘤

60. 癌前病变是指
A. 良性肿瘤恶变　B. 类似肿瘤的瘤样病变
C. 有癌变可能性的良性病变　D. 早期浸润性癌
E. 非典型增生到原位癌

61. 原位癌的主要特征是
A. 发生于黏膜或表皮　B. 癌变波及上皮全层，基底膜完整
C. 上皮层内出现异型细胞　D. 是一种早期癌
E. 上皮有非典型增生

62. 哪项不是早期浸润癌的特点？
A. 无淋巴结转移
B. 仅限于黏膜下层
C. 浸润的深度不超过基底膜下 5mm 以上
D. 浸润深度超过基底膜下 3～5mm
E. 上皮有非典型增生

63. 下列哪项不属于癌前病变
A. 慢性子宫颈糜烂　B. 胃溃疡　C. 纤维囊性乳腺病
D. 鼻息肉　E. 肝硬化

64. 以下哪种属于癌前病变？
A. 十二指肠溃疡　B. 慢性萎缩性胃炎　C. 乳腺纤维腺瘤
D. 肠结核　E. 结肠炎

65. 表皮和黏膜的肿瘤形态常表现为
A. 乳头状　B. 结节状　C. 蟹足状
D. 囊状　E. 不规则性

66. 腺癌中腺腔高度扩张呈囊状称
A. 单纯癌　B. 硬癌　C. 囊腺癌
D. 髓样癌　E. 表皮样癌

67. 乳头状瘤的叙述，下列哪一项是错误的？
A. 常呈外生性生长　B. 来源于被覆上皮的良性肿瘤
C. 不发生恶变　D. 肿瘤细胞分化程度高
E. 良性肿瘤

68. 下列哪个部位的乳头状瘤不易发生恶变？
A. 阴茎　B. 膀胱　C. 外耳道
D. 皮肤　E. 卵巢

69. 基底细胞癌的特点是
A. 多发生于四肢　B. 青少年多见　C. 生长缓慢，转移少
D. 常深部浸润　E. 瘤细胞弥散分布

70. 诊断霍奇金病的特征性细胞是
A. 恶性组织细胞　B. T淋巴细胞　C. R-S细胞
D. B淋巴细胞　E. 瘤细胞成分多

71. 下列哪种形态的肿块，癌的可能性最大
A. 乳头状　B. 火山口状溃疡　C. 息肉状
D. 囊状，表面光滑　E. 边界不清楚

72. 下列哪一项符合腺瘤的特征？
A. 有腺导管　B. 具有分泌功能　C. 细胞异型性明显
D. 浸润性生长　E. 边界不清楚

73. 下列哪项最符合鳞状细胞癌的特点？
A. 呈外生性生长
B. 肉眼常呈菜花状或溃疡状
C. 主要经淋巴道转移
D. 癌细胞排列及形态仍保留鳞状上皮特征
E. 常呈浸润性生长

74. 癌细胞呈不规则的团块状，癌巢的中央可见同心圆层状排列的角化物
A. 鳞状细胞癌高分化　B. 鳞状细胞癌低分化
C. 鳞状细胞癌未分化　D. 腺癌低分化
E. 腺鳞癌

75. 下列哪项符合硬癌的特征？
A. 癌巢大而多，间质少　B. 癌细胞排列呈实性癌巢
C. 癌巢少而小，间质多　D. 腺腔高度扩张呈囊状
E. 瘤细胞弥散分布，间质少

76. 下列哪项符合髓样癌的特征？
A. 癌巢大而多，间质少　B. 癌细胞排列呈实性癌巢
C. 癌巢少而小，间质多　D. 腺腔高度扩张呈囊状
E. 瘤细胞弥散分布，间质少

77. 下列哪项符合单纯癌的特征？
A. 癌巢大而多，间质少
B. 癌细胞排列呈实性癌巢
C. 癌巢少而小，间质多
D. 腺腔高度扩张呈囊状
E. 瘤细胞弥散分布，间质少

78. 高分化腺癌的特点下列哪项是错误的？
A. 来源于腺上皮的恶性肿瘤
B. 向周围浸润性生长
C. 具有分泌作用
D. 无腺腔样结构
E. 可经淋巴道转移

79. 不易发生转移的恶性肿瘤是
A. 基底细胞癌
B. 鳞状细胞癌
C. 肝癌
D. 移行细胞癌
E. 腺癌

80. 骨肉瘤的主要诊断依据是
A. 常见于长骨的干骺端
B. 有肿瘤性骨样组织形成
C. 可引起病理性骨折
D. 多见于青少年
E. 骨质增生

81. X线诊断骨肉瘤的依据是
A. 骨折
B. 四肢长骨干骺端肿块
C. 骨髓腔破坏
D. Codman三角和相似日光放射状阴影
E. 骨质增生

82. 哪项不是恶性黑色素瘤的病变特点？
A. 常由交界痣恶变而来
B. 预后较好，不易转移
C. 胞质中可见黑色素颗粒
D. 生长迅速
E. 浸润性生长

83. 白血病的描述正确的是
A. 白细胞增多
B. 骨髓内异常的原始细胞肿瘤性增生
C. 白细胞减少
D. 血液内出现幼稚中性粒细胞
E. 白细胞数正常

84. 纤维瘤的主要诊断依据是
A. 四肢皮下组织多见
B. 肿瘤呈结节状，有包膜
C. 生长缓慢
D. 镜下肿瘤细胞与正常纤维组织相似
E. 切面灰白色

85. 哪项不是纤维肉瘤的特点？
A. 四肢皮下组织多见
B. 肿瘤呈结节状，有包膜
C. 分化差，易转移、复发
D. 分化好肉瘤细胞多呈梭形
E. 核分裂多见

86. 哪项不是平滑肌瘤特点？
A. 来源于平滑肌细胞
B. 多呈球形，境界清楚
C. 镜下可见细胞异型性明显
D. 常见于子宫、胃肠道
E. 切面编织状

87. 脂肪瘤的主要诊断依据是
A. 来源于脂肪组织
B. 多发生躯干、四肢皮下

C. 切面淡黄色，质软　　D. 镜下见瘤细胞似正常脂肪细胞
E. 质软

88. 下列哪项不是化学性致瘤因素？
A. 多环碳氢化合物　　B. 亚硝酸盐　　C. 黄曲霉素
D. 硒　　E. 芳香胺类

89. 下列哪一项最不可能诱发肝癌？
A. 黄曲霉素　　B. 亚硝胺　　C. 甲肝病毒
D. 急性酒精中毒　　E. 肝硬化

90. 哪项不是影响肿瘤发生的内在因素？
A. 过敏反应　　B. 免疫能力下降　　C. 激素因素
D. 遗传因素　　E. 年龄和性别

91. 肿瘤的本质是
A. 基因病　　B. 组织损伤　　C. 感染性疾病
D. 炎症　　E. 遗传性疾病

92. 下列与肿瘤发生有关的基因，哪个基因在肿瘤发生过程中被灭活？
A. 原癌基因　　B. 肿瘤抑制基因　　C. 凋亡基因
D. DNA 修复基因　　E. 癌胚抗原

93. 长期过度照射太阳，易患
A. 皮肤癌　　B. 白血病　　C. 肝癌
D. 肠癌　　E. 基底细胞癌

94. 苯可导致哪种类型肿瘤？
A. 皮肤癌　　B. 白血病　　C. 肝癌
D. 肠癌　　E. 基底细胞癌

95. 我国河南林县是食管癌的高发区，在土壤、水源中含有哪种致癌物？
A. 芳香胺类化合物　　B. 亚硝酸类化合物　　C. 霉菌毒素
D. 重金属　　E. 多环碳氢化合物

96. 下列哪种病毒最不可能引起肿瘤？
A. 流感病毒　　B. 人乳头瘤病毒　　C. EB 病毒
D. 疱疹病毒　　E. 乙型肝炎病毒

97. 目前诊断肿瘤最可靠、最准确的方法是
A. X 线检查　　B. CT 检查　　C. 活体组织检查
D. 细胞学检查　　E. 免疫组织化学检查

98. 化学致癌物中，致癌谱广、致癌力强的是
A. 芳香胺类化合物　　B. 亚硝酸类化合物　　C. 霉菌毒素
D. 氨基偶氮类化合物　　E. 多环碳氢化合物

99. AFP 在下列哪种肿瘤诊断中有参考价值？
A. 肺癌　　B. 食管癌　　C. 肝癌
D. 大肠癌　　E. 胃癌

100. 下列哪项是肿瘤的代谢特点？
A. 葡萄糖分解增加　　B. 葡萄糖分解下降　　C. 蛋白质合成增加

D. 核酸代谢下降　E. 核酸分解增加

B 型题

问题 101～103：

A. 异型性　B. 生长方式　C. 相对无限制生长
D. 结缔组织　E. 少量淋巴细胞

101. 属于肿瘤生物学特性的有
102. 属于肿瘤性增生的有
103. 肿瘤间质指的是

问题 104～105：

A. 由纤维结缔组织和血管组成　B. 对肿瘤起支持和营养作用
C. 瘤细胞分化程度高　D. 病理性核分裂常见
E. 判断肿瘤的起源

104. 关于肿瘤间质的描述，正确的有
105. 符合良性肿瘤组织学特点的有

问题 106～108：

A. 肿瘤组织与正常组织界限不清　B. 恶性肿瘤生长方式
C. 常发生在体表、黏膜　D. 与正常组织境界清楚
E. 与原发肿瘤组织来源相同

106. 浸润性生长的特点
107. 属于外生性生长特点的是
108. 转移瘤的特征

问题 109～112：

A. 多经淋巴道转移　B. 印戒细胞癌　C. 纤维囊性乳腺病
D. 瘤细胞弥散分布　E. 创伤性神经瘤

109. 不属于肿瘤的有
110. 描述属于癌的有
111. 属于癌前病变的有
112. 属于腺癌的有

X 型题

113. 从组织学上判断鳞状细胞癌恶性程度的根据是
A. 有无完整包膜和出血、坏死　B. 有无角化珠或角化物质形成
C. 有无细胞间桥　D. 有无浸润和转移
E. 癌巢与间质是否分界比较清楚

114. 下列哪些符合鳞状细胞癌的特征？
A. 多经淋巴道转移　B. 可有角化珠形成
C. 又可分为硬癌和髓样癌等亚型　D. 癌细胞之间可有网状纤维
E. 癌巢之间可有网状纤维

115. EBV 常与下列哪些肿瘤的发生有关？
A. 食管癌　B. 肺癌　C. 鼻咽癌
D. 甲状腺癌　E. Burkitt 淋巴瘤

116. 属于 APUD 瘤的有
A. 小细胞神经内分泌癌
B. 类癌
C. 甲状腺髓样癌
D. 胰岛细胞瘤
E. 嗜铬细胞瘤

117. 属于恶性肿瘤的是
A. 精原细胞瘤
B. Ewing 瘤
C. 乳头状瘤
D. 淋巴瘤
E. Bowen 病

118. 易发生骨转移的肿瘤是
A. 胃癌和食管癌
B. 乳腺癌和甲状腺癌
C. 前列腺癌和肺癌
D. 肾癌
E. 肝癌和肠癌

119. 肉瘤的组织学特点是
A. 瘤细胞间有网状纤维穿插、包绕
B. 间质少、血管丰富
C. 瘤细胞形成巢,巢周围有网状纤维包绕
D. 实质与间质的分界不清
E. 瘤细胞弥散分布

120. 腹膜种植性转移癌可来自
A. 肝癌
B. 肠癌
C. 胃癌
D. 卵巢癌
E. 膀胱癌

121. 癌的组织学特点是
A. 癌巢内癌细胞之间有网状纤维
B. 癌巢周围有网状纤维包绕
C. 有癌巢形成
D. 癌细胞弥散分布
E. 癌巢与间质一般分界清楚

122. 下列哪些是肿瘤相关抗原?
A. CEA
B. FDP
C. AFP
D. HCG
E. ADP

四、问答题

1. 肿瘤性增生和炎性增生的本质区别是什么?
2. 良、恶性肿瘤的区别是什么?
3. 癌和肉瘤的区别是什么?
4. 肿瘤的异型性表现在哪些方面?
5. 肿瘤的生长方式有哪些? 其特点如何?
6. 举例说明肿瘤的命名原则。
7. 简述常见的致癌因素有哪些。

选择题参考答案:

A 型题

1. B　2. D　3. A　4. D　5. B　6. D　7. C　8. A　9. A

10. B 11. B 12. C 13. A 14. D 15. D 16. B 17. B 18. D
19. A 20. C 21. C 22. B 23. C 24. C 25. B 26. D 27. B
28. C 29. C 30. C 31. D 32. B 33. D 34. A 35. B 36. C
37. C 38. C 39. A 40. B 41. B 42. B 43. B 44. A 45. B
46. A 47. D 48. A 49. B 50. C 51. B 52. D 53. A 54. D
55. D 56. B 57. A 58. C 59. A 60. C 61. B 62. D 63. D
64. B 65. A 66. C 67. C 68. D 69. C 70. C 71. B 72. B
73. D 74. A 75. C 76. A 77. B 78. D 79. A 80. B 81. D
82. B 83. B 84. D 85. B 86. C 87. D 88. D 89. D 90. A
91. A 92. B 93. A 94. B 95. B 96. A 97. C 98. B 99. C
100. A

B 型题

101. A 102. C 103. D 104. A 105. C 106. A 107. C 108. E 109. E
110. A 111. C 112. B

X 型题

113. BCE 114. ABE 115. CE 116. ABCDE 117. ABDE
118. BCD 119. ABDE 120. ABCD 121. BCE 122. ABCD

（丁运良）

第十一章　缺　　氧

一、名词解释

1. 缺氧
2. 乏氧性缺氧
3. 呼吸性缺氧
4. 发绀
5. 血液性缺氧
6. 贫血性缺氧
7. 循环性缺氧

二、填空题

1. 常用的血氧指标有__________、__________、__________、__________、__________。

2. 缺氧一般分为__________种类型。一些先天性心脏病引起的静脉血掺杂入动脉导致的缺氧属于__________缺氧，通常其动脉血氧分压__________。

3. 毛细血管中__________平均浓度增加到__________以上，可使皮肤与黏膜呈青紫色，称为发绀。

4. 严重贫血的患者面色__________，一氧化碳中毒患者皮肤、黏膜呈__________，高铁血红蛋白患者皮肤、黏膜呈__________。

5. 循环性缺氧血氧变化的特点为动脉血氧分压__________，血氧容量__________，血氧饱和度__________，动静脉血氧含量差__________。

6. 外呼吸功能障碍因肺__________不足、气体__________障碍，致使肺通气与肺血流的比例失调而导致缺氧，此型缺氧又称为__________缺氧。

7. 缺氧可分为__________、__________、__________、__________四种类型。

8. 急性缺氧初期，心率__________，心肌收缩力__________，心输出量__________，此为机体适应性反应。

三、选择题

A 型题

1. 缺氧的概念是
   A. 吸入气体中氧含量减少
   B. 机体氧供不足或氧利用障碍
   C. 血液的氧容量降低
   D. 血液的氧分压降低

E. 静脉血向动脉血分流

2. CO与血红蛋白的亲和力约比O_2与血红蛋白的亲和力大

A. 21倍　B. 210倍　C. 120倍

D. 2100倍　E. 12倍

3. 对缺氧最敏感的细胞是

A. 神经细胞　B. 心肌细胞　C. 肝细胞

D. 肺泡上皮细胞　E. 肾小管上皮细胞

4. 急性缺氧时血液中红细胞迅速增加的机制是

A. 红细胞破坏减少　B. 红细胞生成酶增多　C. 血流加速

D. 骨髓造血增强　E. 交感神经兴奋,库存血释放

5. 判断循环性缺氧最有价值的血氧指标是

A. 血氧饱和度　B. 血氧分压

C. 动静脉血氧含量差　D. 血氧容量

E. 血氧含量

6. 组织性缺氧血氧变化的特点是

A. 血氧容量降低　B. 血氧含量降低　C. 血氧饱和度降低

D. 动静脉氧差缩小　E. 动静脉氧差增大

7. 发绀的出现主要是由于

A. $PaO_2\downarrow$　B. $PaCO_2\uparrow$　C. 血氧饱和度增加

D. 毛细血管内还原血红蛋白明显减少

E. 毛细血管内还原血红蛋白明显增加

8. 缺氧时使冠脉血管扩张最主要的物质是

A. Ca^{2+}和腺苷　B. 腺苷和PGI_2　C. H^+和K^+

D. CO_2和PGI_2　E. Na^+和K^+

9. 动脉血氧分压降低主要见于

A. 乏氧性缺氧　B. 循环性缺氧　C. 血液性缺氧

D. 组织性缺氧　E. 淤血性缺氧

10. 发生发绀时,毛细血管中还原血红蛋白的数量应

A. $\leqslant$5g/dl　B. $\geqslant$5g/dl　C. $\leqslant$10g/dl

D. $\geqslant$2.5g/dl　E. $\geqslant$15g/dl

11. 循环性缺氧的最突出特点是

A. $PaCO_2$降低　B. 血氧容量下降

C. 动脉血氧含量减少　D. 动静脉血氧含量差增大

E. 动静脉血氧含量差减小

12. 引起乏氧性缺氧的原因不包括

A. 血红蛋白含量过低　B. 吸入气氧分压过低　C. 外呼吸功能障碍

D. 静脉血向动脉血分流　E. CO_2中毒

13. 缺氧时器官血流量的变化特点为

A. 肾血管扩张,血流量增加　B. 皮肤血管扩张,血流量增加

C. 胃肠道血管扩张,血流量增加　D. 肺血管扩张,血流量增加

E. 冠脉血管扩张，血流量增加

14. 引起呼吸明显加深加快的缺氧类型是

A. 低张性缺氧 B. 贫血引起的缺氧 C. 组织中毒性缺氧

D. 一氧化碳中毒引起的缺氧 E. 心力衰竭引起的缺氧

15. 低张性缺氧时，下列叙述哪一项是错误的？

A. PaO_2降低 B. 血氧含量降低 C. 血氧容量降低

D. 动脉血氧饱和度降低 E. 血氧容量正常

B 型题

问题 16～17：

A. 动脉血氧分压 B. 血氧容量 C. 动脉血氧含量

D. 动脉血氧饱和度 E. 动静脉血氧含量差

16. 反映血液携氧能力的血氧指标是

17. 反映组织对氧的消耗量的指标是

问题 18～21：

A. 皮肤黏膜呈樱桃红色 B. 皮肤黏膜呈咖啡色

C. 皮肤黏膜呈苍白色 D. 皮肤黏膜呈玫瑰红色

E. 皮肤黏膜呈青紫色

18. 严重缺氧导致的贫血可出现

19. 亚硝酸盐中毒导致的缺氧可出现

20. CO 导致的缺氧可出现

21. 法洛四联症导致的缺氧可出现

问题 22～26：

A. 乏氧性缺氧 B. 血液性缺氧 C. 循环性缺氧

D. 组织性缺氧 E. 混合性缺氧

22. 组织器官的血液灌流量严重不足引起的缺氧属于

23. 血红蛋白携带氧能力丧失引起的缺氧属于

24. 外呼吸功能障碍引起的缺氧属于

25. 组织细胞利用氧能力下降引起的缺氧属于

26. 亚硝酸盐中毒导致的缺氧属于

问题 27～29：

A. 低张性缺氧＋循环性缺氧

B. 低张性缺氧＋循环性缺氧＋组织性缺氧

C. 循环性缺氧＋组织性缺氧

D. 低张性缺氧＋血液性缺氧

E. 低张性缺氧＋循环性缺氧＋血液性缺氧

27. 失血性休克晚期合并休克肺可引起

28. 内毒素性休克(无休克肺)可引起

29. 左心衰竭可引起

问题 30～32：

A. 低张性缺氧 B. 血液性缺氧 C. 循环性缺氧

D. 组织性缺氧 E. 不属于上述各型的缺氧

30. 肺水肿引起的缺氧为
31. 贫血引起的缺氧为
32. 休克引起的缺氧主要为

问题 33～35：

A. 低张性缺氧 B. 血液性缺氧 C. 循环性缺氧
D. 组织性缺氧 E. 不属于上述各型的缺氧

33. 血红蛋白与氧亲和力异常增高引起的缺氧属
34. 氰化物中毒引起的缺氧属
35. 发绀型先天性心脏病引起的缺氧属

问题 36～39：

A. 左心衰竭 B. 贫血
C. 静脉血经短路(分流)流入动脉 D. 氨中毒
E. 氰化物中毒

36. 乏氧性缺氧可见于
37. 循环性缺氧可见于
38. 血液性缺氧可见于
39. 组织中毒性缺氧可见于

问题 40～43：

A. 动脉血氧分压正常，血氧含量正常、血氧容量正常
B. 动脉血氧分压正常、血氧含量降低、血氧容量降低
C. 动脉血氧分压正常、血氧含量降低、血氧容量正常
D. 动脉血氧分压正常、血氧含量正常、血氧容量降低
E. 动脉血氧分压降低、血氧含量降低、血氧容量正常

40. 乏氧性缺氧时
41. 血液性缺氧时
42. 循环性缺氧时
43. 组织中毒性缺氧时

X 型题

44. 皮肤黏膜呈咖啡色可见于

A. 氰化物中毒 B. 肺心病 C. 肠源性发绀
D. 高铁血红蛋白血症 E. CO 中毒

45. 循环性缺氧的常见原因是

A. 心力衰竭 B. 严重贫血 C. 静脉血分流入动脉
D. 休克 E. 支气管哮喘

46. 组织性缺氧原因有

A. 氰化物中毒 B. 一氧化碳中毒 C. 硫化氢中毒
D. 维生素 B_2 严重缺乏 E. 磷中毒

47. CO 中毒引起缺氧的主要原因是

A. O_2 和 Hb 结合速率变慢 B. HbO_2 解离速度减慢

C. HbCO 失去携氧能力
D. CO 使红细胞内 2,3-DPG 减少
E. 氧解离曲线右移

48. 能引起血液性缺氧的因素有
A. 贫血
B. 血红蛋白增多
C. 碳氧血红蛋白增多
D. 高铁血红蛋白增多
E. 先天性心脏病

49. 组织供氧量主要取决于
A. 动脉血氧分压
B. 动脉血氧含量
C. 组织血流量
D. 动脉血氧容量
E. 动静脉血氧含量差

50. 动脉血氧饱和度正常的缺氧类型有
A. 血液性缺氧
B. 大气性缺氧
C. 呼吸性缺氧
D. 循环性缺氧
E. 组织性缺氧

51. 休克并发肺水肿时可有何种缺氧?
A. 大气性缺氧
B. 呼吸性缺氧
C. 血液性缺氧
D. 循环性缺氧
E. 组织中毒性缺氧

四、问答题

1. 各种类型缺氧的皮肤黏膜颜色变化有何区别?
2. 比较各种类型缺氧血氧变化的异同。
3. CO 中毒导致的血液性缺氧有哪些特点?其发生机制如何?

选择题参考答案:

A 型题

1. B 2. B 3. A 4. E 5. C 6. D 7. E 8. B 9. A
10. B 11. D 12. A 13. E 14. A 15. C

B 型题

16. B 17. E 18. C 19. B 20. A 21. E 22. C 23. B 24. A
25. D 26. B 27. E 28. C 29. A 30. A 31. B 32. C 33. B
34. D 35. A 36. C 37. A 38. B 39. E 40. E 41. B 42. A
43. A

X 型题

44. CD 45. AD 46. ACDE 47. BCD 48. ACD 49. BC
50. ADE 51. BD

(牛春红)

第十二章　呼吸系统疾病

一、名词解释

1. 肺气肿
2. 支气管扩张症
3. 大叶性肺炎
4. 小叶性肺炎
5. 肺肉质变
6. 肺心病

二、填空题

1. 慢性阻塞性肺疾病主要包括________、________、________、________。

2. 大叶性肺炎患者咳铁锈色痰时病变处于________期；咳黏液脓痰时病变处于________期；缺氧状况有所改善处于________期，由于中性粒细胞渗出少，易合并________。

3. 小叶性肺炎的病变特征是在肺组织内散在一些以________中心的________病灶，常散在布于两肺各叶，尤以________和________病灶较多。

4. 病毒性肺炎表现为________肺炎，肺间质内有________细胞和________细胞浸润。诊断病毒性肺炎的重要依据是________。

5. 硅肺的基本病变是________和________。

6. Ⅰ期硅肺的硅结节主要局限在肺的________，硅结节主要分布在________。

7. 肺心病的发生与________、________、________有关。

8. 大量研究资料表明，鼻咽癌的发生与________感染密切相关，最常发生部位是________。

9. 中央型肺癌是从________和________发生的肺癌，周围型肺癌是起始于________或其远端支气管的肺癌。

三、选择题

A 型题

1. 慢性支气管炎患者咳痰的病变基础是

A. 支气管壁充血、水肿 B. 支气管黏膜上皮细胞变性、坏死
C. 腺体肥大、增生，浆液腺黏液腺化生 D. 支气管壁纤维组织增生
E. 平滑肌束断裂、软骨萎缩

2. 与慢性阻塞性肺病有关的因素是
A. 肺水肿 B. 肺淤血 C. 气管的急性炎症
D. 肺实质与小气道的损害 E. 中央型肺癌

3. 导致慢性不可逆性气道阻塞的肺疾病是
A. 慢性支气管炎 B. 大叶性肺炎 C. 支原体肺炎
D. 硅肺 E. 病毒性肺炎

4. 常有呼吸道黏膜上皮细胞鳞状化生的肺疾病是
A. 大叶性肺炎 B. 慢性支气管炎 C. 支气管哮喘
D. 肺气肿 E. 小叶性肺炎

5. 慢性支气管炎管壁浸润的炎细胞主要是
A. 中性粒细胞 B. 嗜酸性粒细胞 C. 淋巴细胞
D. 嗜碱性粒细胞 E. 巨噬细胞

6. 使支气管壁平滑肌细胞增生、肥大的肺疾病是
A. 慢性支气管炎 B. 支气管哮喘 C. 支气管扩张
D. 大叶性肺炎 E. 硅肺

7. 对支气管哮喘描述正确的是
A. 管壁的嗜酸性粒细胞浸润 B. 管壁的中性粒细胞浸润
C. 是肺的化脓性炎症 D. 管壁平滑肌细胞萎缩
E. 发作时常表现为吸气性呼吸困难

8. 引起支气管扩张最重要的病变基础是
A. 支气管相关淋巴组织显著增生 B. 支气管壁因炎症遭到破坏
C. 肺不张 D. 肺纤维化
E. 肺实变

9. 慢性支气管炎最常见的并发症是
A. 肺炎 B. 肺脓肿 C. 肺气肿和肺心病
D. 肺结核 E. 支气管扩张

10. 引起肺气肿最重要的原因是
A. 吸烟 B. 小气道感染 C. 尘肺
D. 慢性阻塞性细支气管炎 E. 空气污染

11. 与 α_1-抗胰蛋白酶缺乏有关的肺气肿类型是
A. 腺泡中央型 B. 全腺泡型 C. 腺泡周围型
D. 代偿性肺气肿 E. 肺大疱

12. 根据下列哪项可确诊支气管扩张症？
A. 长期咳嗽、咳痰
B. 反复咳嗽
C. 肺部湿啰音
D. 支气管碘油造影示支气管柱状、囊状或者囊柱状扩张

E. 肺广泛纤维化

13. 支气管扩张的特征性病变是
A. 合并肺气肿
B. 支气管呈圆柱状或囊状扩张
C. 黏膜上皮细胞鳞状化生
D. 支气管壁淋巴细胞浸润
E. 肺广泛纤维化

14. 鼻咽癌最常见于鼻咽
A. 外侧壁
B. 顶部
C. 前壁
D. 咽隐窝
E. 前壁和咽隐窝

15. 鼻咽癌最常见的组织学类型是
A. 大圆细胞癌
B. 高分化鳞癌
C. 低分化鳞癌
D. 腺癌
E. 未分化癌

16. 鼻咽癌最常转移的部位是
A. 肝
B. 肺
C. 骨
D. 同侧颈淋巴结
E. 对侧颈淋巴结

17. 能反映大叶性肺炎本质的病变是
A. 累及整个肺大叶的炎症
B. 肺泡的纤维蛋白性炎症
C. 病变从肺泡开始
D. 肺肉质变
E. 肺的出血性炎

18. 对大叶性肺炎并发症描述错误是
A. 肺脓肿
B. 肺褐色硬化
C. 败血症
D. 脓胸
E. 肺肉质变

19. 对小叶性肺炎病变描写错误的是
A. 病变起始于肺泡
B. 病变起始于细支气管
C. 以细支气管为中心的化脓性炎症
D. 病灶大小不等,直径多在 0.5～1.0cm
E. 病灶中央常见发炎的细支气管

20. 下列哪项不符合小叶性肺炎?
A. 多发生在儿童及年老体弱者
B. 多数患者为其他疾病的并发症
C. 支气管壁破坏较为严重,易合并支气管扩张
D. 可累及整个肺大叶
E. 病变以肺小叶为单位,呈灶状散在分布

21. 大叶性肺炎灰色肝样变期的临床表现与红色肝样变期不同的是
A. 开始出现肺实变体征
B. 胸痛消失
C. 缺氧状况有改善
D. 体温可恢复正常
E. 重新出现湿啰音

22. 不符合大叶性肺炎灰色肝样变期的形态特点是
A. 病变肺叶仍肿胀
B. 切面呈颗粒状
C. 肺泡腔内充满大量中性粒细胞和纤维蛋白性渗出物

D. 肺泡壁毛细血管扩张充血
E. 胸膜表面可有纤维蛋白性渗出

23. 大叶性肺炎患者出现明显发绀等缺氧症状时，提示病变处于何期？
A. 充血水肿期　B. 红色肝样变期　C. 灰色肝样变期
D. 溶解消解期　E. 合并肺肉质变时

24. 与肺肉质变关系最密切的因素是
A. 肺泡腔内有大量红细胞　B. 细菌毒力过强
C. 单核细胞渗出过多　D. 中性粒细胞渗出过少
E. 病程太长

25. 肺鳞癌起源于
A. 肺泡上皮细胞　B. 大支气管黏膜上皮细胞
C. 支气管壁腺体上皮细胞　D. 细支气管上皮细胞
E. 支气管壁嗜银细胞

26. 引起肺心病最常见的原因有
A. 肺硅沉着症　B. 肺结核　C. 支气管扩张
D. 支气管哮喘　E. 慢性支气管炎伴肺气肿

27. 肺硅沉着症最早期的病变出现在
A. 两肺上叶　B. 两肺下叶　C. 右肺中叶
D. 肺门淋巴结　E. 胸膜

28. 肺癌的淋巴道转移最早的部位是
A. 纵隔淋巴结　B. 颈部淋巴结　C. 锁骨上淋巴结
D. 支气管肺门淋巴结　E. 腋窝淋巴结

29. 致病力最强的二氧化硅粉尘微粒的直径是
A. $D>5\mu m$　B. $D>3\mu m$　C. $D>4\mu m$
D. $D<2\mu m$　E. $D>10\mu m$

30. 关于硅肺的描述错误的是
A. 肺内有硅结节形成　B. 脱离硅尘作业后，肺部病变停止
C. 肺内广泛纤维化　D. 胸膜增厚
E. 易合并肺结核

31. 确诊支原体肺炎的根据是
A. 多为儿童和青年　B. 起病急，剧烈的干性咳嗽
C. 病变表现为间质性炎症　D. 肺泡壁内无渗出物
E. 痰、鼻分泌物的病原体培养阳性

32. 对病毒性肺炎描述错误的是
A. 是上呼吸道病毒感染向下蔓延所致
B. 炎症从支气管、细支气管开始沿肺间质发展
C. 肺泡腔内可出现脓性渗出物
D. 肺组织可出现灶性坏死
E. 多核巨细胞内可查见病毒包涵体

33. 诊断病毒性肺炎的主要依据是

A. 病毒包涵体
B. 病变在肺间质
C. 透明膜形成
D. 肺间质淋巴细胞浸润
E. 支气管和肺泡上皮增生形成多核巨细胞

B 型题

问题 34～38：

A. 肺的纤维蛋白性炎症
B. 以细支气管为中心的化脓性炎症
C. 病毒包涵体
D. 可引起空洞形成
E. 支气管平滑肌痉挛

34. 支气管哮喘
35. 小叶性肺炎
36. 大叶性肺炎
37. 继发性结核
38. 病毒性肺炎

问题 39～43：

A. 中央型多见
B. 周围型多见
C. 发生于Ⅱ型肺泡上皮
D. 发生于胸膜
E. 弥漫型多见

39. 肺小细胞癌
40. 肺鳞癌
41. 肺瘢痕癌
42. Pancoast 瘤
43. 肺腺癌

问题 44～48：

A. 管径小于 2mm 的小支气管
B. 呼吸性细支气管
C. 肺段以下Ⅲ～Ⅳ级小支气管
D. 肺泡
E. 各级支气管

44. 支气管扩张累及部位
45. 肺泡中央型肺气肿累及部位
46. 慢性支气管炎病变部位
47. 急性细支气管炎累及部位
48. 大叶性肺炎起始部位

问题 49～53：

A. 肺心病
B. 肺褐色硬化
C. 咳大量脓痰
D. 肺梗死
E. 肺弥漫性纤维化

49. 慢性支气管炎
50. 硅肺
51. 二尖瓣狭窄晚期
52. 下肢静脉血栓
53. 支气管扩张症

X 型题

54. 累及肺小叶的肺炎有
A. 坠积性肺炎 B. 麻疹后肺炎 C. 吸入性肺炎
D. 巨细胞性肺炎 E. 过敏性肺泡炎

55. 累及呼吸性细支管的肺气肿类型有
A. 腺泡中央型 B. 全腺泡型 C. 腺泡周围型
D. 间质性肺气肿 E. 不规则型

56. 引起小气道通气功能下降的疾病有
A. 二尖瓣狭窄 B. 呼吸窘迫综合征 C. 慢性支气管炎
D. 支气管哮喘 E. 大叶性肺炎

57. 肺心病右心衰竭时可出现
A. 腹水 B. 脾肿大 C. 槟榔肝
D. 右心肥大、扩张 E. 肺褐色硬化

58. 鼻咽癌转移的特点是
A. 常早期同侧颈上深淋巴结转移 B. 仅同侧淋巴结转移
C. 多数患者以颈部肿块出现为首发症状 D. 血道转移少
E. 颈部出现无痛性硬结

59. 中央型肺癌的组织学类型是
A. 肺泡细胞癌 B. 肺鳞癌 C. 小细胞癌
D. 腺癌 E. Pancoast 瘤

60. 对大叶性肺炎描述正确的是
A. 病变开始于细支气管 B. 属于纤维蛋白性炎症 C. 胸膜表面光滑
D. 病变肺叶切面呈颗粒状 E. 可导致支气管扩张

61. 对小叶性肺炎描述错误的是
A. 严重者形成融合性支气管性肺炎 B. 急性化脓性炎症
C. 多发生在青壮年 D. 常见并发症为肺肉质变
E. 常合并呼吸和循环衰竭

62. 硅肺结核病的特点有
A. 晚期,重症硅肺最易并发结核病
B. 硅肺结核病变,两者合并存在,也可分开
C. 硅肺结核病形成的空洞常呈圆形,单个,直径大,位于肺叶上部
D. 硅肺合并结核比单纯结核病发展更快,易形成空洞
E. 硅肺使纤毛-黏液排送系统功能降低,易感染结核杆菌

四、问答题

1. 简述慢性支气管炎的主要病变和并发症。
2. 简要说明肺气肿的类型和病变。
3. 简述大叶性肺炎灰色肝样变期的病理改变。
4. 硅肺为何易并发肺心病?

5. 简述病毒性肺炎的病变特点。
6. 试述慢性阻塞性肺疾病与肺心病的关系。
7. 试述大叶性肺炎和小叶性肺炎的区别。
8. 肺癌肉眼可分为哪几型？与组织学类型的关系如何？
9. 鼻咽癌分为哪几种组织学类型？其如何扩散和转移？

选择题参考答案：

A 型题

1. C　2. D　3. A　4. B　5. C　6. B　7. A　8. B　9. C
10. D　11. B　12. D　13. B　14. B　15. C　16. D　17. B　18. B
19. A　20. D　21. C　22. D　23. B　24. D　25. B　26. E　27. D
28. D　29. D　30. B　31. E　32. C　33. A

B 型题

34. E　35. B　36. A　37. D　38. C　39. A　40. A　41. B　42. D
43. B　44. C　45. B　46. E　47. A　48. D　49. A　50. E　51. B
52. D　53. C

X 型题

54. ABC　55. AB　56. CD　57. ABCD　58. ACE　59. BC　60. BD
61. CD　62. ABD

（吴义春）

第十三章 呼吸衰竭

一、名词解释

1. 呼吸衰竭
2. 肺性脑病
3. 静脉血掺杂
4. 限制性通气不足
5. 阻塞性通气不足
6. 无效腔样通气

二、填空

1. 呼吸衰竭依据发病机制不同分为两类：__________和__________。
2. 肺换气功能障碍时血气的特点为：PaO_2______，$PaCO_2$__________。
3. Ⅰ型呼吸衰竭和Ⅱ型呼吸衰竭血气变化的共同特点是__________。
4. Ⅱ型呼吸衰竭的血气变化特点是：PaO_2__________。
5. 呼吸衰竭导致呼吸性酸中毒时血清钾浓度__________，血清氯浓度__________，血清碳酸氢根浓度__________。
6. 判断呼吸衰竭的血气标准是：PaO_2__________，$PaCO_2$__________。
7. 肺通气功能障碍时血气的特点为：PaO_2__________，$PaCO_2$__________。
8. 无效腔样通气导致部分肺泡 V/Q 比值__________，功能性分流增加引起 V/Q 比值__________。
9. 通气障碍分为如下两种类型：__________和__________。

三、选择题

A 型题

1. 肺部疾患引起呼吸衰竭的最常见、最主要的机制是
   A. V/Q 比例失调　B. 气道阻力增加　C. 呼吸抑制
   D. 弥散障碍　E. 肺和胸壁顺应性降低
2. 以下哪项最符合呼吸衰竭的概念？
   A. $PaO_2\downarrow$
   B. $PaO_2\downarrow$伴有或不伴有$PaCO_2\uparrow$
   C. $PaO_2\downarrow$，$PaCO_2\uparrow$伴有明显的症状和体征

D. 等张性低氧血症
E. 外呼吸功能严重障碍导致的低张性低氧血症

3. 成人呼吸窘迫综合征(ARDS)的共同发病环节是
A. 肺内 DIC 形成
B. 急性肺淤血水肿
C. 急性肺不张
D. 急性肺弥漫性肺泡-毛细血管膜损伤
E. 肺泡内透明膜形成

4. 呼吸衰竭时,合并下列哪一种酸碱失衡易发生肺性脑病?
A. 代谢性酸中毒
B. 呼吸性酸中毒
C. 代谢性碱中毒
D. 呼吸性碱中毒
E. 混合型碱中毒

5. 下列哪一项不属于限制性通气不足?
A. 呼吸中枢抑制
B. 呼吸肌收缩无力
C. 气道口径变小
D. 气胸
E. 弹性阻力↑

6. 无效腔样通气是指
A. 肺泡通气严重不均
B. 各部分肺泡 V/Q 比例自上而下递减
C. 部分肺泡 V/Q 比例升高
D. V/Q 比例<0.01
E. 肺动静脉短路开放

7. 肺的弹性阻力增大时
A. 肺顺应性增大
B. 肺顺应性变小
C. 肺顺应性不变
D. 肺顺应性先大后小
E. 肺顺应性先小后大

8. 阻塞性通气不足可见于
A. 低钾血症
B. 多发性神经炎
C. 胸腔积液
D. 化脓性脑膜炎
E. 慢性支气管炎

9. 限制性通气不足是由于
A. 中央气道阻塞
B. 外周气道阻塞
C. 肺泡膜面积减少、膜厚度增加
D. 肺泡扩张受限制
E. 肺泡通气血流比例失调

10. 阻塞性通气不足是由于
A. 肺顺应性降低
B. 肺泡通气血流比例失调
C. 非弹性阻力增加
D. 肺泡扩张受限制
E. 肺循环短路增加

11. 肺泡通气血流比例大于 0.8,可见于
A. 肺不张
B. 肺水肿
C. 肺动脉栓塞
D. 慢性支气管炎
E. 大叶性肺炎

12. 急性呼吸衰竭最常见病因是
A. 上呼吸道急性感染
B. 炎症使中央气道狭窄和阻塞
C. 过量麻醉剂和镇静剂应用
D. 肺栓塞
E. 慢性阻塞性肺疾患

B 型题

问题 13～15:
A. 功能分流增加
B. 阻塞性通气不足
C. 限制性通气不足

D. 真正分流增加　　E. 无效腔样通气增加

13. 肺不张患者有
14. 肺纤维化伴 $PaCO_2$ ↑时，有
15. 一儿童不慎吸入一颗花生米可发生

问题 16～18：

A. 功能分流↑　　B. 解剖分流↑　　C. 无效腔样通气
D. 弥散障碍　　E. 通气不足

16. 支气管血管扩张可引起
17. 肺内动静脉短路大量开放可引起
18. 严重声带水肿可引起

问题 19～23：

A. 过量服用安眠药　　B. 气道异物　　C. 重症肺结核
D. 胸腔积液　　E. 肺动脉栓塞

19. 阻塞性通气障碍
20. 胸廓扩张受限性通气障碍
21. 通气动力不足性通气障碍
22. 肺通气、换气障碍
23. 肺换气障碍

问题 24～28：

A. 气道阻塞　　B. 肺大部切除　　C. 肺纤维化
D. 肺内动静脉短路大量开放　　E. 肺动脉栓塞

24. 无效腔样通气
25. 通气不足
26. 肺泡膜厚度增加
27. 解剖分流增加
28. 呼吸面积减少

问题 29～31：

A. 限制性通气不足　　B. 阻塞性通气不足　　C. 弥散障碍
D. 肺表面活性物质破坏　　E. 通气血流比例增加

29. 支气管哮喘可导致
30. 肺叶切除可导致
31. 肺栓塞可导致

X 型题

32. 体内二氧化碳潴留可引起的全身血管变化是
    A. 脑血管扩张　　B. 皮肤血管扩张
    C. 肾小动脉和肺小动脉收缩　　D. 脑血管收缩
    E. 肾小动脉和肺小动脉扩张
33. Ⅱ型呼吸衰竭(低氧血症型合并高碳酸血症)常见的病因有
    A. 呼吸中枢抑制　　B. 呼吸肌麻痹　　C. 中央气道阻塞
    D. 慢性阻塞性肺疾患　　E. 弥散功能障碍

34. 限制性通气不足可见于
A. 慢性阻塞性肺疾患 B. 肺栓塞 C. 重症肌无力
D. 胸腹水 E. 巴比妥中毒
35. 慢性阻塞性肺疾患发生肺动脉高压的机制是
A. 缺氧使肺血管收缩
B. 二氧化碳潴留,使肺血管对缺氧的敏感性增强
C. 原发性肺疾患引起小动脉狭窄和纤维化
D. 慢性缺氧,红细胞增多,血液黏滞性增高
E. 右心肥大,输出量增加
36. 呼吸加深加快可见于
A. 心力衰竭 B. 氰化物中毒 C. CO 中毒
D. 阻塞性肺气肿 E. 先天性肺动静脉瘘
37. 低氧血症合并高碳酸血症的情况可见于
A. 通气障碍型呼吸衰竭 B. 换气障碍型呼吸衰竭
C. 重度巴比妥中毒 D. 单纯性弥散障碍
E. 癔症引起的过度通气
38. 可能引起呼吸衰竭的疾病有
A. 脑水肿 B. 安眠药中毒 C. 脊髓灰白质炎
D. 慢性支气管炎 E. 自发性气胸
39. 引起肺泡通气血流比例降低的原因有
A. 肺栓塞 B. 严重阻塞性肺气肿 C. 自发性气胸
D. 支气管哮喘 E. 肺萎陷
40. 呼吸性酸中毒时电解质紊乱的特点是
A. 血钾升高 B. 血钾降低 C. 血氯降低
D. 血浆中碳酸氢根减少 E. 血钠正常
41. 下列哪些原因可引起呼吸衰竭?
A. 吸入气体中氧气减少 B. 亚硝酸钠中毒 C. 氧中毒
D. 气胸 E. 安眠药中毒
42. 肺泡膜病变发生呼吸衰竭的主要机制
A. 肺泡膜厚度增加 B. 肺泡膜面积减少
C. 肺泡通气血流比例失调 D. 呼吸功能增加
E. 血液和肺泡接触时间过短
43. 呼吸衰竭患者发生右心衰竭的主要机制是
A. 右心后负荷增加 B. 心血管运动中枢缺氧
C. 缺氧和酸中毒使心肌收缩性降低 D. 高碳酸血症使外周血管扩张
E. 心肌受损

四、问答题

1. 举例说明引起气体弥散障碍的因素有哪些。

2. 简述肺性脑病的发生机制。
3. 肺通气血流比例失调的类型有哪些？其病理生理学意义是什么？

选择题参考答案：

A 型题

1. A　2. B　3. D　4. B　5. C　6. C　7. B　8. E　9. D
10. C　11. C　12. C

B 型题

13. A　14. C　15. C　16. B　17. B　18. E　19. B　20. D　21. A
22. C　23. E　24. E　25. A　26. C　27. D　28. B　29. B　30. C
31. E

X 型题

32. ABC　33. ABCD　34. CDE　35. ABCD　36. ADE　37. AC
38. ABCDE　39. BDE　40. AC　41. CDE　42. ABE　43. ADCE

（牛春红）

第十四章　心血管系统疾病

一、名词解释

1. 动脉粥样硬化
2. 心绞痛
3. 心肌梗死
4. 向心性肥大
5. 原发性颗粒性固缩肾
6. 风湿小体

二、填空题

1. 动脉粥样硬化主要累及__________、__________动脉。
2. 动脉粥样硬化病变分为__________、__________和__________三期变化。
3. 心绞痛可分为__________、__________、__________。
4. 高血压的诊断标准为收缩压__________和(或)舒张压__________。
5. 高血压病变主要侵犯全身的__________。
6. 高血压病时脑部病变包括__________、__________和__________。
7. 风湿病是一种与__________感染有关的__________性疾病。
8. 风湿性心肌炎常侵犯__________，风湿性心内膜炎主要累及__________，最常受累的是__________，其次是__________和__________同时受累。
9. 风湿病的__________期病变形成具有诊断意义的__________。
10. 二尖瓣狭窄X线常呈__________心，主动脉瓣狭窄X线常呈__________心，二尖瓣关闭不全X线常呈__________心。

三、选择题

A型题

1. 对动脉粥样硬化的粥样斑块描述错误的是
   A. 有胆固醇结晶　B. 有钙盐沉积　C. 有坏死物
   D. 有肉芽组织　E. 该处中膜平滑肌细胞肥大增生
2. 心肌梗死多发生在
   A. 左心室前壁　B. 右心室前壁　C. 左心房
   D. 右心房　E. 室间隔后1/3

3. 风湿细胞的来源是
A. 组织细胞 B. 心肌细胞 C. 血管内皮细胞
D. 淋巴细胞 E. 成纤维细胞
4. SBE疣状赘生物脱落形成的栓子多栓塞下列哪种器官？
A. 肾 B. 脾 C. 心
D. 脑 E. 下肢
5. X线检查风湿病患者的心呈“梨形”的心瓣膜病是
A. 二尖瓣关闭不全 B. 二尖瓣狭窄 C. 主动脉瓣狭窄
D. 主动脉瓣关闭不全 E. 二尖瓣狭窄并关闭不全
6. 心肌间质有大量淋巴细胞浸润的心脏病是
A. 风湿性心内膜炎 B. 病毒性心肌炎 C. 孤立性心肌炎
D. 细菌性心肌炎 E. 亚急性细菌性心内膜炎
7. 与动脉粥样硬化有关的疾病是
A. 高血压 B. 风湿性心脏病 C. 扩张性心肌病
D. 肥厚性心肌病 E. 限制性心肌病
8. 下列对原发性高血压肾病变描述错误的是
A. 部分肾小球肥大，所属肾小管扩张
B. 部分肾小球纤维化，所属肾小管萎缩
C. 入球细动脉玻璃样变性
D. 间质结缔组织增生，淋巴细胞浸润
E. 肾小囊内形成大量新月体
9. 对动脉粥样硬化的描述，下列哪一项是错误的？
A. 动脉粥样硬化主要累及大、中动脉
B. 吸烟是动脉粥样硬化的危险因素之一
C. 动脉粥样硬化多见于中、老年人
D. 女性在绝经前动脉粥样硬化的发病率高于同龄组男性
E. 动脉粥样硬化病变处易合并血栓形成
10. 下列哪种细胞最早迁入内膜，形成动脉粥样硬化的早期病变？
A. 平滑肌细胞 B. 淋巴细胞 C. 中性粒细胞
D. 嗜碱性粒细胞 E. 单核细胞
11. 良性高血压时造成血压升高的主要病变是
A. 脑细动脉纤维蛋白样坏死 B. 颗粒性固缩肾 C. 全身细动脉硬化
D. 左心室肥大 E. 重要器官肌型动脉中膜及内膜增厚
12. 恶性高血压患者发生尿毒症的主要原因是
A. 肾小球纤维化 B. 肾间质出血
C. 肾小动脉增生性动脉内膜炎 D. 肾细动脉纤维蛋白样坏死
E. 肾小管坏死
13. 关于高血压的描述中，下列哪一项是错误的？
A. 常引起下肢坏疽
B. 恶性高血压可见到细动脉纤维蛋白样坏死

C. 晚期引起颗粒性固缩肾
D. 脑出血是本病的主要致死原因
E. 常引起左心室肥大

14. 高血压心脏病代偿期的主要特征是
A. 左心室向心性肥大 B. 左心室扩张 C. 左心房扩张
D. 弥漫性心肌纤维化 E. 右心室肥大

15. 风湿病最具有诊断意义的病变是
A. 心瓣膜纤维组织增生 B. 心外膜纤维蛋白性渗出
C. Aschoff 小体形成 D. 胶原纤维的纤维蛋白样坏死
E. 心肌间质的黏液样变性

16. 下列风湿性病变中哪一项对机体危害最大?
A. 反复发作的风湿性心包炎 B. 风湿性皮下结节
C. 反复发作的风湿性心内膜炎 D. 反复发作的风湿性关节炎
E. 风湿性动脉炎

17. 下列关于慢性风湿性心瓣膜病的病变,哪一项是正确的?
A. 主动脉瓣环扩大 B. 腱索断裂 C. 瓣膜穿孔
D. 瓣膜增厚、卷曲、缩短 E. 易并发动脉性栓塞

18. 急性感染性心内膜炎的赘生物中,不具有的成分是
A. 大量中性粒细胞 B. 细菌菌落 C. 纤维蛋白
D. 坏死组织 E. 多量肉芽组织

19. 冠状动脉粥样硬化最常受累的冠状血管是
A. 右冠状动脉主干 B. 左冠状动脉旋支 C. 左冠状动脉主干
D. 右冠状动脉后降支 E. 左冠状动脉前降支

20. 引起冠状动脉性心脏病的最常见原因是
A. 冠状动脉痉挛 B. 冠状动脉粥样硬化
C. 梅毒性冠状动脉炎 D. 高安动脉炎
E. 梅毒性主动脉炎所致的冠状动脉狭窄

21. 下列哪一项不属于风湿性心脏病二尖瓣狭窄的病变?
A. 槟榔肝 B. 肺褐色硬化 C. 左心室肥大扩张
D. 淤血性脾肿大 E. 下肢水肿

22. 下列哪种疾病一般不发生纤维蛋白样坏死?
A. 风湿性心肌炎 B. 高安动脉炎 C. 恶性高血压
D. 病毒性心肌炎 E. 狼疮性动脉炎

23. 高血压脑出血最常见的部位是
A. 大脑 B. 小脑 C. 丘脑
D. 脑桥 E. 基底节

24. 导致慢性风湿性心瓣膜病常见的联合瓣膜损害是
A. 三尖瓣、主动脉瓣及二尖瓣 B. 三尖瓣和二尖瓣
C. 二尖瓣和主动脉瓣 D. 肺动脉瓣和主动脉瓣
E. 主动脉瓣和三尖瓣

25. 心破裂很可能发生于
A. 心肌梗死　B. 病毒性心肌炎　C. 感染性心内膜炎
D. 风湿性心内膜炎　E. 高血压心脏病

B 型题

问题 26～30：
A. 风湿性心肌炎　B. 动脉粥样硬化　C. 高血压
D. 尿毒症　E. SBE

26. 向心性肥大
27. 风湿小体
28. 败血症
29. 形成动脉瘤
30. 绒毛心

问题 31～35：
A. 左心室肥大为主　B. 右心室肥大为主　C. 左、右心室肥大
D. 室间隔肥厚　E. 左心房扩大为主

31. 主动脉瓣狭窄
32. 二尖瓣狭窄
33. 二尖瓣关闭不全
34. 肥厚性心肌病
35. 肺源性心脏病

问题 36～40：
A. 皮肤紫癜　B. 皮肤环行红斑　C. 面颊潮红
D. 面部蝶形红斑　E. 皮肤尿素霜

36. 高血压晚期
37. 亚急性细菌性心内膜炎
38. 二尖瓣狭窄
39. 风湿热
40. 系统性红斑狼疮

问题 41～45：
A. 细动脉硬化　B. 细动脉纤维蛋白样坏死
C. 局灶性肾小球肾炎(栓塞性肾炎)　D. 夹层动脉瘤
E. 主要为室间隔肥厚

41. 肥厚性心肌病
42. 动脉粥样硬化
43. 缓进型高血压
44. 急进型高血压
45. 亚急性细菌性心内膜炎

X 型题

46. 与动脉粥样硬化有关的病因是
A. 高密度脂蛋白有抗动脉粥样硬化作用

B. 低密度脂蛋白与动脉粥样硬化有关
C. 高血压促进动脉粥样硬化发生
D. 动脉粥样硬化与雌激素水平有关
E. 动脉粥样硬化与食盐摄入量有关

47. 下列对风湿性心内膜炎的病变描写正确的是
A. 疣状赘生物小而附着牢固
B. 瓣膜穿孔
C. 疣状赘生物位于瓣膜闭锁缘
D. 疣状赘生物内无细菌菌落
E. 疣状赘生物呈灰白色半透明状

48. 区域性心肌梗死可形成的病变是
A. 附壁血栓形成
B. 梗死为出血性梗死
C. 梗死部位与闭塞的冠状动脉供血区域常不一致
D. 常见到一支冠状动脉狭窄或闭塞
E. 主要累及左心室心壁内层

49. 急性心肌梗死导致猝死的原因是
A. 充血性心力衰竭
B. 左心室乳头肌断裂
C. 心包填塞
D. 纤维蛋白性心包炎
E. 大循环动脉栓塞

50. 恶性高血压常见的死亡原因是
A. 尿毒症
B. 心力衰竭
C. 脑出血
D. 脑梗死
E. 心肌梗死

51. 在风湿小体中可见到的成分是
A. 纤维蛋白样坏死
B. 淋巴细胞
C. 中性粒细胞
D. 淀粉样变性物质
E. 风湿细胞

52. 良性高血压的病理变化有
A. 细动脉玻璃样变性
B. 颗粒性固缩肾
C. 细动脉纤维蛋白样坏死
D. 左心室向心性肥大
E. 肌型小动脉增生性动脉内膜炎

53. 慢性心瓣膜病可能导致的病变为
A. 二尖瓣狭窄
B. 二尖瓣关闭不全伴狭窄
C. 主动脉瓣狭窄
D. 主动脉瓣关闭不全
E. 三尖瓣狭窄

四、问答题

1. 简述动脉粥样硬化的粥样斑块病理变化及其继发改变。
2. 高血压心脏病的心脏病变如何?
3. 简述心肌梗死的好发部位和类型。
4. 高血压脑出血的原因是什么?
5. 试述风湿性心内膜炎与亚急性感染性心内膜炎的区别和联系。
6. 试述二尖瓣狭窄时血流动力学变化及主要脏器病变。
7. 良性高血压晚期肾可发生何种变化?临床主要症状是什么?

8. 试述良性高血压的动脉系统的病理改变。

选择题参考答案：

A 型题

1. E　2. A　3. A　4. D　5. B　6. B　7. A　8. E　9. D
10. E　11. C　12. D　13. A　14. A　15. C　16. C　17. D　18. E
19. E　20. B　21. C　22. D　23. E　24. C　25. A

B 型题

26. C　27. A　28. E　29. B　30. D　31. A　32. E　33. C　34. D
35. B　36. E　37. A　38. C　39. B　40. D　41. E　42. D　43. A
44. B　45. C

X 型题

46. ABCD　47. ACDE　48. AD　49. BC　50. ABC　51. ABCE
52. ABDE　53. ABCD

（吴义春）

第十五章 心力衰竭

一、名词解释

1. 心力衰竭
2. 充血性心力衰竭
3. 心紧张源性扩张
4. 心肌源性扩张
5. 劳力性呼吸困难
6. 端坐呼吸
7. 心源性哮喘

二、填空题

1. 心自身的代偿活动有________、________、________、________。心外代偿包括________、________、________、________。

2. 心力衰竭的基本机制________、________、________。

3. 心力衰竭时心肌收缩性减弱主要机制是________、________和________偶联障碍。

4. 心衰时，根据呼吸困难的进展程度和呼吸困难的临床表现分为________、________和________。

5. 心力衰竭的诱因为________、________、________和________。

6. 心力衰竭时心泵功能________、心率________、心脑血管________、外周血管________、血压________，左心衰竭时________淤血，右心衰竭时________淤血。

三、选择题

A 型题

1. 下列哪项不是心力衰竭的诱因？
   A. 过度体力活动　B. 输液速度过慢　C. 妊娠分娩
   D. 情绪激动　E. 心律失常
2. 心力衰竭最早的标志
   A. 心率加快　B. 心肌收缩力加强　C. 心肌肥大
   D. 心肌肌源性扩张　E. 血压下降
3. 心力衰竭时血液灌流量减少最显著的器官是

A. 心　B. 皮肤　C. 肾
D. 骨骼肌　E. 肝

4. 下列哪项指标能反映左心室前负荷变化？
A. 心输出量　B. 肺动脉楔压　C. 中心静脉压
D. 主动脉压　E. 肺总阻力

5. 下列哪项指标最能反映心力衰竭时心肌收缩性减弱？
A. 心输出量减少　B. 心指数减少　C. 射血分数减少
D. 肺动脉楔压增高　E. 中心静脉压增高

6. 下列哪项指标能反映右心房和右心室舒张末期压变化？
A. 心输出量　B. 肺动脉楔压　C. 中心静脉压
D. 主动脉压　E. 肺总阻力

7. 心力衰竭时最常出现的酸碱平衡紊乱是
A. 代谢性酸中毒　B. 代谢性碱中毒　C. 呼吸性酸中毒
D. 呼吸性碱中毒　E. 代谢性酸中毒合并呼吸性酸中毒

8. 心力衰竭概念哪项正确？
A. 心输出量低于正常
B. 每搏心输出量低于正常
C. 心指数低于正常
D. 由原发性心肌舒缩功能障碍引起泵衰竭
E. 心输出量绝对或相对减少，不足以满足全身组织代谢需要

9. 左心衰竭时发生呼吸困难的主要机制是
A. 心缺血缺氧　B. 低血压　C. 肺淤血、水肿
D. 体循环淤血、回心血量减少　E. 以上都不是

10. 右心衰竭不可能出现下列哪些变化？
A. 下肢水肿　B. 肝肿大　C. 少尿
D. 食欲不振、恶心呕吐　E. 心源性哮喘

11. 下述哪项原因不会导致心压力负荷增加？
A. 主动脉狭窄　B. 肺动脉狭窄　C. 二尖瓣关闭不全
D. 高血压　E. 主动脉瓣狭窄

12. 引起心压力负荷过重的因素是
A. 高血压　B. 动静脉瘘　C. 室间隔缺损
D. 慢性贫血　E. 甲亢

13. 劳力性呼吸困难的表现是
A. 在休息时无呼吸困难　B. 轻体力劳动时无呼吸困难
C. 一般体力劳动时可出现呼吸困难　D. 轻体力劳动时即出现呼吸困难
E. 安静时即出现呼吸困难

14. 心衰患者出现端坐呼吸的机制是
A. 端坐体位迷走神经兴奋性增高　B. 端坐时减轻肺淤血
C. 端坐时回心血量增多　D. 端坐时膈肌位置相应上移
E. 端坐时机体缺氧加剧

15. 心力衰竭发病的关键环节是
A. 心肌收缩性减弱
B. 心输出量减少
C. 心肌舒张功能异常
D. 心肌细胞凋亡坏死
E. 心各部分舒缩活动不协调
16. 成人心率加快超过多少反而心输出量下降?
A. 120 次/分
B. 140 次/分
C. 160 次/分
D. 180 次/分
E. 200 次/分
17. 心肌源性扩张的特点是
A. 容量减小伴有收缩力增强
B. 肌节长度正处于 2.2μm
C. 容量加大伴有收缩力增强
D. 心肌拉长不伴有收缩力增强
E. 肌节长度小于 2.2μm
18. 心紧张源性扩张的特点是
A. 容量减小伴有收缩力增强
B. 肌节长度正处于 2.2μm
C. 容量加大伴有收缩力增强
D. 心肌拉长不伴有收缩力增强
E. 肌节长度大于 2.2μm
19. 心力衰竭患者最具有特征性的血流动力学变化是
A. 心输出量绝对减少
B. 心储备功能降低
C. 输出量绝对或相对减少
D. 心输出量相对减少
E. 外周血液灌注不足
20. 充血性心力衰竭是指
A. 心泵功能衰竭
B. 急性心力衰竭
C. 慢性心力衰竭
D. 以心扩大为特征的心力衰竭
E. 以血容量、组织间液增多为特征的心衰
21. 高输出量性心衰患者血流动力学特点是
A. 心衰时心输出量比心衰前有所↑,高于正常
B. 心衰时心输出量比心衰前有所↓,但高于正常
C. 心衰时心输出量比心衰前有所↑,但低于正常
D. 心衰时心输出量比心衰前有所↓,但低于正常
E. 以上都不对
22. 心衰时,血液灌流量减少最明显的器官是
A. 皮肤
B. 肝
C. 骨骼肌
D. 脑
E. 肾
23. 慢性心衰时,机体最有效的代偿方式是
A. 心率加快
B. 心肌向心性肥大
C. 心肌离心性肥大
D. 血液红细胞增多
E. 水钠潴留使血容量增多
24. 左心衰竭时,呼吸困难最早出现的表现是
A. 劳力性呼吸困难
B. 夜间阵发性呼吸困难
C. 端坐呼吸
D. 阻塞性呼吸困难
E. 叹气样呼吸
25. 急性左心衰最早出现的特征是
A. 颈静脉怒张
B. 咳粉红色泡沫痰
C. 肝肿大

D. 呼吸膜增厚　　E. 少尿

B 型题

问题 26～29：

A. 三尖瓣关闭不全　　B. 高血压　　C. 肺动脉高压
D. 二尖瓣关闭不全　　E. 心肌梗死

26. 可导致右心室容量负荷过重的因素是
27. 可导致左心室容量负荷过重的因素是
28. 可导致右心室压力负荷过重的因素是
29. 可导致左心室压力负荷过重的因素是

问题 30～33：

A. 心容量负荷过重　　B. 心肌结构受损
C. 心肌能量代谢障碍　　D. 右心室压力负荷过重
E. 左心室压力负荷过重

30. 肺源性心脏病引起心衰主要是由于
31. 高血压病引起心衰主要是由于
32. 维生素 B_1 缺乏可致
33. 病毒性心肌炎导致心衰主要是由于

问题 34～37：

A. 心肌细胞死亡　　B. 肌节串联性增生　　C. 肌节并联性增生
D. 心肌源性扩张　　E. 心紧张源性扩张

34. 向心性心肌肥大的本质是
35. 离心性心肌肥大的本质是
36. 心肌收缩力增强的心腔扩张称
37. 心肌收缩力减弱的心腔扩张称

X 型题

38. 下述哪项原因不会引起高心输出量性心力衰竭？
A. 甲亢　　B. 贫血　　C. 维生素 B_1 缺乏
D. 冠心病　　E. 二尖瓣狭窄

39. 有关高输出量性心力衰竭特点的描述哪些是正确的？
A. 心输出量较发病前有所下降　　B. 心输出量可高于正常水平
C. 回心血量多于正常水平　　D. 心负荷明显增大
E. 其产生主要原因是高血压病

40. 引起心肌代谢异常的直接因素有
A. 维生素 B_1 缺乏　　B. 肺动脉高压　　C. 高血压
D. 肺栓塞　　E. 缺血、缺氧

41. 引起右心室压力负荷过重的因素有
A. 肺动脉高压　　B. 高血压　　C. 肺动脉瓣狭窄
D. 主动脉瓣狭窄　　E. 慢性阻塞性肺疾患

42. 引起左心室压力负荷过重的因素有
A. 主动脉瓣狭窄　　B. 慢性阻塞性肺疾患　　C. 肺动脉高压

D. 肺动脉瓣狭窄 E. 高血压

43. 引起心容量负荷过重的原因有
A. 主动脉瓣关闭不全 B. 肺动脉瓣关闭不全 C. 二尖瓣关闭不全
D. 三尖瓣关闭不全 E. 高动力循环状态

44. 心力衰竭的诱因有
A. 全身感染 B. 酸碱平衡紊乱 C. 电解质平衡紊乱
D. 阿霉素中毒 E. 妊娠与分娩

45. 引起心肌兴奋-收缩耦联障碍的因素有
A. 肌浆网 Ca^{2+} 摄取能力减弱 B. 胞外 Ca^{2+} 内流障碍
C. 肌浆网 Ca^{2+} 释放量下降 D. 肌浆网 Ca^{2+} 储存量减少
E. 肌钙蛋白与 Ca^{2+} 结合障碍

46. 急性心衰时，有哪些代偿方式？
A. 心率加快 B. 心紧张源性扩张 C. 交感神经兴奋
D. 心肌肥大 E. 血液重新分配

四、问答题

1. 心力衰竭的原因、诱因主要有哪些？
2. 试述心室收缩功能障碍发生心力衰竭的机制。
3. 简述心肌兴奋-收缩偶联障碍的发生机制。
4. 简述引起心室舒张功能障碍的机制。
5. 一心衰患者入睡后突然感到气闷而惊醒，被迫坐起喘气和咳嗽，试分析其发生机制。
6. 简述心衰患者心血管的变化。
7. 心衰患者常出现哪些水、电解质、酸碱平衡紊乱？

选择题参考答案：

A 型题

1. B 2. A 3. C 4. B 5. C 6. C 7. A 8. E 9. C
10. E 11. C 12. A 13. C 14. B 15. B 16. C 17. D 18. C
19. C 20. E 21. B 22. E 23. B 24. A 25. E

B 型题

26. A 27. D 28. C 29. B 30. D 31. E 32. C 33. B 34. C
35. B 36. E 37. D

X 型题

38. ABC 39. ABCD 40. AE 41. ACE 42. AE 43. ABCDE
44. ABCE 45. ABE 46. ABCE

（周 洁）

第十六章　消化系统疾病

一、名词解释

1. 消化性溃疡
2. 肝硬化
3. 假小叶
4. 早期胃癌
5. 原发性肝癌
6. 早期肝癌
7. 印戒细胞癌
8. 革囊胃

二、填空题

1. 溃疡病的并发症有__________、__________、__________、__________。

2. 肝硬化镜下病变特点是形成__________。

3. 我国门脉性肝硬化的最常见病因是__________，坏死后性肝硬化的常见病因是__________。

4. 门脉高压症常见的临床表现有__________、__________、__________、__________。

5. 溃疡病镜下观察病变由内向外分为__________、__________、__________、__________四层。

6. 门脉高压症主要的侧支循环途径为__________、__________、__________。

7. 食管癌的好发部位是__________，胃癌的好发部位是__________，大肠癌的好发部位是__________。

8. 食管癌肉眼可分为__________、__________、__________、__________四种类型。

9. 早期胃癌是指癌组织__________。

10. 进展期胃癌肉眼类型分为__________、__________、__________。

11. 大肠癌的肉眼类型一般分为__________、__________、__________、__________四种类型。

12. 原发性肝癌的肉眼类型有__________、__________、__________，组织学类型有__________、__________、__________。

13. 胃溃疡多位于__________，十二指肠溃疡多发生在__________。

三、选择题

A 型题

1. 下列哪项不是胃溃疡的并发症?
   A. 穿孔　B. 癌变　C. 出血
   D. 反复发作　E. 幽门狭窄
2. 胃溃疡病最常见的部位是
   A. 胃小弯近幽门处　B. 胃大弯近幽门处　C. 胃体部
   D. 胃小弯　E. 胃大弯
3. 十二指肠溃疡主要表现为
   A. 后壁之溃疡易穿孔　B. 溃疡大小多为 1cm 以上
   C. 前壁之溃疡易出血　D. 溃疡位置多在十二指肠降部
   E. 以上都不是
4. 慢性萎缩性胃炎好发于
   A. 胃小弯　B. 胃窦部　C. 胃大弯
   D. 胃贲门部　E. 胃底部
5. 下列病变中癌变可能性较大的是
   A. 十二指肠溃疡　B. 慢性萎缩性胃炎　C. 浅表性胃炎
   D. 肥厚性胃炎　E. 疣状胃炎
6. 我国门脉性肝硬化的常见原因是
   A. 酒精中毒　B. 营养缺乏　C. 有机磷中毒
   D. 病毒性肝炎　E. 药物中毒
7. 胃溃疡病的肉眼病变特点应除外
   A. 溃疡通常只有一个　B. 圆形成椭圆形
   C. 直径一般大于 2.5cm　D. 深达肌层或浆膜层
   E. 溃疡边缘整齐,底部干净、光滑
8. 复合性溃疡是指
   A. 胃癌有溃疡形成　B. 胃溃疡合并穿孔、出血
   C. 胃溃疡合并幽门梗阻　D. 胃溃疡合并慢性胃炎
   E. 胃及十二指肠同时有慢性溃疡
9. 下列病变除哪项外均为假小叶的特点?
   A. 可有两个以上中央静脉　B. 中央静脉缺如
   C. 肝细胞广泛坏死　D. 出现汇管区
   E. 肝细胞排列紊乱,有不同程度的坏死或脂肪变性
10. 关于肝硬化的临床病理特点,下列哪项是错误的?
   A. 腹水　B. 胃肠道出血
   C. 蜘蛛痣　D. 男性女性化
   E. 引起肝硬化的原因被消除后,肝的正常结构可以恢复
11. 下列哪项不是肝功能不全的临床表现?

A. 黄疸　　B. 肝性脑病　　C. 血小板减少明显
D. 蜘蛛状血管痣　　E. 出血倾向

12. 下列哪项不是胆汁性肝硬化的病变特点？
A. 肝呈绿色　　B. 肝细胞显著脂肪变性
C. 有胆汁湖形成　　D. 含有胆汁的肝细胞呈羽毛状坏死
E. 肝汇管区可有急性或慢性炎细胞浸润

13. 下列哪项不属于门脉高压症的表现？
A. 脾大　　B. 肝大　　C. 腹水
D. 胃肠淤血　　E. 食管静脉曲张

14. 肝硬化侧支形成，可造成严重的上消化道出血的是
A. 脐周静脉丛曲张　　B. 痔静脉丛曲张
C. 食管上段静脉丛曲张　　D. 食管下段静脉丛曲张
E. 以上均不是

15. 下列哪型肝炎最易演变为坏死后性肝硬化？
A. 急性普通型肝炎　　B. 急性重型肝炎　　C. 亚急性重型肝炎
D. 慢性持续性肝炎　　E. 慢性活动性肝炎

16. 肝硬化时蜘蛛痣发生的主要原因是
A. 低蛋白血症　　B. 血管内压增高
C. 雌激素增多　　D. 门脉压增高，侧支循环形成
E. 肝功能不全，凝血机制障碍

17. 按发病率递减的顺序，食管癌最常见的部位依次是
A. 食管中段、下段、上段　　B. 食管上段、下段、中段
C. 食管下段、中段、上段　　D. 食管中段、上段、下段
E. 分布相等

18. 与食管癌发生无关的因素是
A. 霉变食物　　B. 食物中含亚硝胺　　C. 反流性食管炎
D. 食管痉挛　　E. 食用过热饮食

19. 除下列哪项外均为中晚期食管癌的肉眼类型？
A. 溃疡型　　B. 平坦型　　C. 髓质型
D. 蕈伞型　　E. 缩窄型

20. 胃肠道癌血行转移最常见于
A. 肝　　B. 肺　　C. 肾
D. 脑　　E. 骨

21. 胃癌的最主要转移途径是
A. 消化道内转移　　B. 腹腔内种植　　C. 淋巴道转移
D. 血道转移　　E. 直接蔓延

22. 革囊胃是指
A. 胃黏液腺癌　　B. 胃癌弥漫浸润型　　C. 胃癌伴扩张
D. 胃溃疡广泛瘢痕形成　　E. 范围较大的溃疡型胃癌

23. 胃癌主要起源于

A. 胃主细胞　B. 胃腺颈部的干细胞　C. 胃壁细胞
D. 贲门腺细胞　E. 幽门腺上皮细胞

24. 直肠癌最常见的症状是
A. 贫血　B. 体重减轻　C. 大便习惯改变
D. 肠梗阻　E. 黏液血便

25. 肝癌最常见的转移方式是
A. 门静脉转移　B. 淋巴道转移　C. 种植转移
D. 肝静脉转移　E. 脾静脉转移

26. 原发性肝癌最常见的组织学类型是
A. 肝细胞癌　B. 胆管上皮癌　C. 混合性肝癌
D. 未分化癌　E. 类癌

27. 原发性肝癌是指
A. 肝细胞发生的癌　B. 肝细胞和胆管上皮发生的癌
C. 胆管上皮发生的癌　D. 来自库普弗细胞的恶性肿瘤
E. 肝细胞和肝内胆管上皮发生的癌

28. 早期胃癌的诊断标准是
A. 癌肿大小不超过 2cm　B. 局部淋巴结无转移
C. 癌肿浸润深达肌层　D. 癌肿浸润未超过浆膜层
E. 瘤组织浸润仅限于黏膜层或黏膜下层

29. 目前认为与肝癌发生关系较为密切的原因有
A. 乙型病毒性肝炎　B. 肝硬化　C. 黄曲霉素
D. 亚硝胺　E. 以上都是

30. 肝硬化引起脾肿大的原因是
A. 慢性脾淤血　B. 脾功能亢进　C. 纤维组织增生
D. 淋巴组织增生　E. 含铁结节形成

B 型题

问题 31～34：
A. 固有腺体变性、萎缩、减少或消失，肠上皮化生及慢性炎细胞浸润
B. 黏膜增厚，腺体肥大增生伴有淋巴细胞浸润
C. 胃窦固有膜浅层慢性炎细胞浸润
D. 黏膜浅层上皮细胞坏死、脱落
E. 胃窦小弯侧椭圆形黏膜缺损，深达肌层

31. 慢性萎缩性胃炎
32. 溃疡病
33. 慢性浅表性胃炎
34. 慢性肥厚性胃炎

问题 35～38：
A. 结节大小较一致，纤维间隔薄而均匀
B. 见于右心衰竭
C. 肝呈细颗粒状、黄绿色

D. 见于左心衰竭

E. 结节大小不一，纤维间隔厚而不均

35. 淤血性肝硬化
36. 门脉性肝硬化
37. 胆汁性肝硬化
38. 坏死后性肝硬化

问题 39～41：

A. 髓质型　B. 溃疡型　C. 缩窄型

D. 隆起型　E. 浸润型

39. 食管癌最常见
40. 大肠癌最常见
41. 革囊胃最常见

X 型题

42. 大肠癌常见的临床表现可有

A. 大便习惯改变　B. 便血　C. 右下腹肿块

D. 低位性肠梗阻　E. 贫血

43. 十二指肠溃疡一般比胃溃疡

A. 浅　B. 小　C. 易癌变

D. 易穿孔　E. 少见

44. 慢性萎缩性胃炎的病理变化可见

A. 胃黏膜变薄，皱襞变平

B. 黏膜有明显的纤维组织增生

C. 胃黏膜腺体减少，消失

D. 肠上皮化生

E. 淋巴细胞、浆细胞等炎细胞浸润，甚至有淋巴滤泡形成

45. 溃疡病的发生可能与下列哪些因素有关？

A. 遗传因素　B. 胃酸分泌亢进

C. 自主神经功能紊乱　D. 幽门螺旋杆菌感染

E. 胃泌素分泌减少

46. 消化性溃疡常发生在

A. 十二指肠球部　B. 十二指肠升部　C. 胃幽门管小弯侧

D. 胃贲门部　E. 胃底部

47. 肉眼观察胃溃疡的主要病理特点是

A. 溃疡边缘一般整齐，底部平坦干净

B. 溃疡多为圆形或椭圆形，常为 2～3 个，直径不超过 4cm

C. 溃疡切面可以呈倾斜的漏斗状

D. 溃疡附近黏膜皱襞增粗，以溃疡为中心呈放射状排列

E. 溃疡底部肌层往往被肉芽和瘢痕组织所取代

48. 消化性溃疡的并发症有

A. 穿孔　B. 出血　C. 幽门梗阻

D. 癌变　　E. 消化不良

49. 引起坏死后性肝硬化的常见原因有

A. 急性重型肝炎　　B. 亚急性重型肝炎　　C. 慢性活动性肝炎

D. 化学物质中毒　　E. 急性普通型肝炎

50. 门脉性肝硬化的原因

A. 营养缺乏　　B. 病毒性肝炎　　C. 药物中毒

D. 慢性乙醇中毒　　E. 以上均是

51. 门静脉高压时侧支循环的吻合支曲张可有

A. 食管下静脉丛　　B. 脐周静脉网　　C. 阴部静脉丛

D. 脊椎静脉丛　　E. 直肠静脉丛

52. 肝硬化时，假小叶具有的特点有

A. 假小叶内肝细胞索排列正常

B. 假小叶内可见到汇管区

C. 假小叶外周有多少不等的炎细胞浸润

D. 假小叶内可无中央静脉

E. 假小叶内中央静脉偏位或有两个以上的中央静脉

53. 门脉高压症的临床表现有

A. 脾肿大　　B. 黄疸　　C. 肝肿大

D. 腹水　　E. 胃肠淤血

54. 肝硬化时对雌激素灭活减少，可出现

A. 蜘蛛痣　　B. 男性乳腺发育症　　C. 睾丸萎缩

D. 月经过多　　E. 鼻出血

四、问答题

1. 简述胃溃疡的镜下结构。
2. 简述肝硬化腹水形成的机制。
3. 简述胃癌的扩散途径及常见的组织类型。
4. 试从病理学角度比较门脉性肝硬化和坏死后性肝硬化的区别。
5. 简述大肠癌的肉眼形态和临床表现。

选择题参考答案：

A 型题

1. B　2. A　3. A　4. B　5. B　6. D　7. C　8. E　9. C
10. E　11. C　12. B　13. B　14. D　15. C　16. C　17. A　18. D
19. B　20. A　21. C　22. B　23. B　24. C　25. A　26. A　27. E
28. E　29. E　30. A

B 型题

31. A　32. E　33. C　34. B　35. B　36. A　37. C　38. E　39. A

40. B　41. E

X 型题

42. ABCDE　43. ABD　44. ACDE　45. ABCD　46. AC　47. ACDE
48. ABCD　49. BD　50. ABCDE　51. ABE　52. BCDE　53. ADE
54. ABCD

（汪晓庆）

第十七章 肝性脑病

一、名词解释

1. 肝性脑病　　2. 假性神经递质

二、填空题

1. 假性神经递质的__________与正常的神经递质相似，但其__________远比正常的神经递质为弱。

2. 引起肝性脑病的假性神经递质主要是指__________和__________两种生物胺。

3. 肝性脑病血氨升高的主要原因有__________和__________，主要以__________为主。

4. 解释肝性脑病发生机制的主要学说包括：__________，__________，__________，__________。

5. 肝性脑病是继发于__________的__________综合征。

6. 肝性脑病患者血浆氨基酸比值异常，表现为__________减少，而__________增加，两者由正常比值接近__________，而降低到约为__________。

7. __________源性肝性脑病发病急，多无诱因，血氨水平大多__________。

8. 血氨升高引起脑病机制之一是影响脑内的能量代谢，使能量生成__________，消耗__________；机制之二是干扰了脑内神经递质，使兴奋性递质__________，抑制性递质__________。

9. 以左旋多巴治疗肝性脑病的机制是加强__________。

三、选择题

A 型题

1. 严重肝功能障碍时氨清除不足的主要原因是
   A. 谷氨酰胺合成障碍　　B. 尿素合成障碍
   C. 乙酰胆碱合成障碍　　D. 谷氨酸合成障碍
   E. γ-氨基丁酸合成障碍
2. 氨对脑的毒性作用主要是

A. 使去甲肾上腺素作用减弱
B. 使脑内抑制性神经递质产生增多
C. 使脑内兴奋性神经递质产生减少
D. 使脑的敏感性增高
E. 干扰脑细胞的能量代谢

3. 使正常神经递质增多、加强正常递质竞争作用的药物是
A. 谷氨酸钠
B. 谷氨酸
C. 左旋多巴
D. 精氨酸
E. 乳果糖

4. 引起肝细胞损伤最常见的原因是
A. 病毒感染
B. 营养不良
C. 四氯化碳
D. 药物中毒
E. 酒精

5. 肝性脑病的最常见诱因是
A. 便秘
B. 感染
C. 消化道出血
D. 过度利尿
E. 镇静、止痛、麻醉药使用不当

6. 氨干扰脑组织的能量代谢主要是干扰下述哪种物质生物氧化过程?
A. 脂肪酸
B. 脂肪
C. 蛋白质
D. 葡萄糖
E. 脂肪和蛋白质

7. 肝性脑病的正确概念是
A. 肝功能衰竭导致的昏迷
B. 继发于严重肝疾患的脑水肿
C. 肝疾患并发脑组织疾病
D. 肝疾患继发的脑部疾病
E. 继发于严重肝疾患的精神神经综合征

8. 肝功能严重障碍患者的出血倾向主要是由于
A. 纤维蛋白利用障碍
B. 凝血因子产生减少
C. 肝破坏血小板
D. 肝素产生增加
E. 毛细血管内压增高

9. 肝性脑病患者出现扑翼样震颤的机制为
A. 假性神经递质取代多巴胺
B. 氨对脑组织的毒性作用
C. 乙酰胆碱减少
D. 谷氨酸、门冬氨酸减少
E. γ-氨基丁酸减少

10. 假性神经递质引起意识障碍的机制是
A. 抑制多巴胺的合成
B. 取代去甲肾上腺素
C. 取代乙酰胆碱
D. 假性神经递质为抑制性递质
E. 抑制去甲肾上腺素的合成

11. 假性神经递质是指
A. 多巴胺和左旋多巴
B. 苯丙氨酸和酪氨酸
C. 苯乙胺和酪胺
D. 苯乙醇胺和羟苯乙醇胺
E. 苯乙醇胺和酪胺

12. 引起内源性肝性脑病的原发病主要为
A. 肝癌
B. 肝硬化
C. 核黄疸
D. 急性重型肝炎
E. 以上都不是

13. 引起外源性肝性脑病的原发病主要为
A. 肝癌
B. 肝毒性药物中毒
C. 核黄疸
D. 急性重型肝炎
E. 肝硬化

14. 肝性脑病患者血浆支链氨基酸减少的原因是

A. 肝对支链氨基酸灭活减少
B. 血浆芳香族氨基酸增高引起
C. 支链氨基酸合成来源减少
D. 高胰岛素血症所致
E. 血浆胰高血糖素浓度升高所致

B 型题

问题 15～19：

A. 肝
B. 肾
C. 肌肉、脂肪组织
D. 脑细胞
E. 肠道上皮组织

15. 清除肠源性 GABA 的主要器官是
16. 清除血氨的主要器官是
17. 清除血中支链氨基酸的主要器官是
18. 清除血中芳香族氨基酸的主要器官是
19. 假性神经递质最终形成的部位是

问题 20～24：

A. 苯乙醇胺、羟苯乙醇胺、5-羟色胺
B. 谷氨酰胺、γ-氨基丁酸、5-羟色胺
C. 谷氨酸、乙酰胆碱
D. 缬氨酸、亮氨酸、异亮氨酸
E. 苯丙氨酸、酪氨酸、色氨酸

20. 肝性脑病患者血中哪种氨基酸浓度下降?
21. 肝性脑病患者血中哪种氨基酸明显增多?
22. 属中枢兴奋性神经递质的是
23. 属中枢抑制性神经递质的是
24. 属假性神经递质的是

问题 25～29：

A. 口服乳果糖、新霉素
B. 高蛋白饮食
C. 左旋多巴
D. 输注复方氨基酸溶液
E. 肝移植

25. 易诱发肝性脑病的是
26. 降低血氨的措施是
27. 纠正血浆氨基酸失衡的治疗是
28. 对抗假性神经递质的药物是
29. 治疗严重肝病的一条新途径是

问题 30～34：

A. 对神经突触有直接抑制作用
B. 取代正常神经递质,使神经传递功能障碍
C. 与脑内 GABA 受体结合,使中枢神经系统传导功能抑制
D. 干扰脑的能量代谢
E. 引起脑细胞坏死

30. 氨对脑的毒性作用是
31. 短链脂肪酸对脑的毒性作用是
32. γ-氨基丁酸对脑的毒性作用是
33. 苯乙醇胺对脑的毒性作用是
34. 5-羟色胺对脑的毒性作用是

问题 35～37：

A. 氨　B. 苯乙胺　C. 吲哚、甲基吲哚

D. 5-羟色胺　E. 硫醇

35. 苯丙氨酸在肠道细菌作用下形成

36. 尿素在肠道细菌作用下可产生

37. 色氨酸在脑内经羟化和脱羧可产生

X 型题

38. 肝性脑病患者可出现

A. 扑翼样震颤　B. 哭笑无常　C. 衣着不整

D. 运动不协调　E. 嗜睡、昏迷

39. 血氨升高导致肝性脑病的机制包括

A. 抑制神经细胞膜功能　B. 竞争抑制多巴胺

C. 使脑血流循环障碍　D. 干扰脑的能量代谢

E. 产生假性神经递质

40. 外源性肝性脑病的特点是

A. 无明显诱因　B. 大多有门-体分流

C. 发病过程缓慢　D. 血氨水平大多正常

E. 多发生于慢性肝功能障碍患者

41. 诱发肝性脑病的因素有

A. 便秘　B. 感染　C. 上消化道出血

D. 酸中毒　E. 不适当的蛋白饮食

42. 血氨升高可以影响下述哪种神经递质?

A. 谷氨酰胺　B. 5-羟色氨　C. 乙酰胆碱

D. 谷氨酸　E. γ-氨基丁酸

43. 内源性肝性脑病的特点是

A. 常在诱因作用下发病　B. 广泛性肝细胞坏死引起

C. 发病过程缓慢　D. 血氨水平大多正常

E. 原发病多为急性重型肝炎

44. 氨中毒使脑组织能量代谢产生障碍的机制为

A. ATP 消耗过多　B. α-酮戊二酸减少　C. NADH 消耗过多

D. 苯乙胺产生过多　E. 乙酰辅酶 A 生成不足

45. 肝功能障碍导致低血糖的机制为

A. 肝内糖原储备减少　B. 组织利用葡萄糖减少

C. 血中胰岛素含量增加　D. 葡萄糖吸收障碍

E. 肝糖原分解障碍

46. 肝功能严重障碍患者血氨升高的原因有

A. 肠道产氨增多　B. 肌肉产氨增多

C. 肾功能障碍，尿素弥散至肠道分解　D. 进食过多

E. 血中 NH_4^+ 向 NH_3 转化增多

47. 肝功能障碍时代谢障碍的主要表现有

A. 低血糖症　　B. 低蛋白血症　　C. 低钾血症
D. 低钠血症　　E. 高钠血症

四、问答题

1. 指出肝性脑病的诱发因素有哪些?
2. 试述血氨升高引起肝性脑病的作用机制。
3. 简答上消化道出血诱发肝性脑病的机制。
4. 假性神经递质是如何产生的?

选择题参考答案:

A 型题

1. B　2. E　3. C　4. A　5. C　6. D　7. E　8. B　9. A
10. B　11. D　12. D　13. E　14. D

B 型题

15. A　16. A　17. C　18. A　19. D　20. D　21. E　22. C　23. B
24. A　25. B　26. A　27. D　28. C　29. E　30. D　31. A　32. C
33. B　34. B　35. B　36. A　37. D

X 型题

38. ABCDE　39. AD　40. BCE　41. ABCE　42. ACDE　43. BDE
44. ABCE　45. ACE　46. ABCE　47. ABCD

（牛春红）

第十八章　泌尿系统疾病

一、名词解释

1. 肾病综合征
2. 新月体
3. 原位免疫复合物
4. 颗粒性固缩肾
5. 肾盂肾炎
6. 上行性感染

二、填空题

1. 肾盂肾炎的感染途径主要有__________和__________。
2. 肾病综合征包括__________、__________、__________、__________等临床表现。
3. 免疫复合物引起肾小球肾炎的发病机制包括__________和__________两个方面。
4. 急性弥漫性增生性肾小球肾炎电镜下特征性改变为__________，免疫荧光的特点是__________。
5. 快速进行性肾小球肾炎的特征性病变是__________。
6. 慢性肾小球肾炎大体改变表现为__________。
7. 肾细胞癌最常见的转移途径为__________。
8. 膀胱癌最常见的组织学类型是__________。

三、选择题

A 型题

1. 急性弥漫性增生性肾小球肾炎常与哪种微生物感染有关？
   A. 链球菌　B. 金黄色葡萄球菌　C. 水痘病毒
   D. 麻疹病毒　E. 乙型肝炎病毒
2. 肾小球肾炎属于
   A. 化脓性炎　B. 纤维蛋白性炎　C. 变态反应性炎
   D. 出血性炎　E. 肉芽肿性炎
3. 急性弥漫性增生性肾小球肾炎增生的细胞是
   A. 肾小囊壁层上皮细胞　B. 肾小球系膜细胞　C. 肾小球内皮细胞
   D. 肾小球内皮细胞和系膜细胞　E. 肾小囊脏层上皮细胞

4. 与急性弥漫性增生性肾小球肾炎不符的描述是
A. 可引起大红肾
B. 双肾弥漫受累
C. 发生于链球菌感染后
D. 表现为急性肾炎综合征
E. 预后差
5. 不符合急性弥漫性增生性肾小球肾炎尿液变化特点的是
A. 少尿、无尿
B. 血尿
C. 脓尿
D. 管型尿
E. 蛋白尿
6. 快速进行性肾小球肾炎中形成新月体的细胞主要是
A. 肾小囊脏层上皮细胞和巨噬细胞
B. 肾小囊壁层上皮细胞
C. 肾小囊壁层上皮细胞和单核细胞
D. 肾小球系膜细胞和内皮细胞
E. 肾小球系膜细胞
7. 新月体性肾小球肾炎常见的临床表现是
A. 肾病综合征
B. 急性肾炎综合征
C. 慢性肾炎综合征
D. 隐匿性肾炎综合征
E. 急进性肾炎综合征
8. 膜性肾小球肾炎的主要病理特点是
A. 肾小球无明显病变
B. 肾小球基底膜弥漫性增厚并有钉突形成
C. 肾小球系膜细胞增生、基底膜弥漫性增厚
D. 肾小球硬化
E. 肾小球系膜细胞和内皮细胞增生
9. 不符合弥漫性系膜增生性肾小球肾炎的病变是
A. 系膜细胞和基质增生
B. 多数预后良好
C. 系膜区电子致密沉积物
D. 系膜区 IgG、C3 沉积
E. 系膜细胞和内皮细胞弥漫性增生
10. 轻微病变性肾小球肾炎的主要病理特点是
A. 肾小管上皮脂肪变性
B. 肾小球系膜细胞增生
C. 肾小球内皮细胞增生
D. 肾小囊壁层上皮细胞增生
E. 肾小囊脏层上皮细胞足突融合
11. 不属肾病综合征的临床表现是
A. 高度水肿
B. 血尿
C. 低蛋白血症
D. 高脂血症
E. 大量蛋白尿
12. 轻微病变性肾小球肾炎常表现为
A. 肾病综合征
B. 急性肾炎综合征
C. 慢性肾炎综合征
D. 隐匿性肾炎综合征
E. 急进性肾炎综合征
13. 对局灶性节段性肾小球硬化的描述错误的是
A. 肾小球硬化呈局灶性
B. 肾小球毛细血管袢节段性玻璃样变
C. 常表现为急性肾炎综合征
D. 病变呈慢性进行性
E. 约半数 5 年内发展为肾功能衰竭
14. 慢性硬化性肾小球肾炎的肾表现为
A. 大红肾
B. 继发性颗粒性固缩肾
C. 大白肾

D. 蚕咬肾　E. 原发性颗粒性固缩肾

15. 肾盂肾炎的基本病变是
A. 化脓性炎　B. 变态反应性炎　C. 增生性炎
D. 变质性炎　E. 纤维蛋白性炎

16. 肾盂肾炎主要累及
A. 肾小球　B. 肾小管　C. 肾间质
D. 肾盂　E. 肾小管、肾间质和肾盂

17. 不符合肾盂肾炎特点的是
A. 多为上行性感染　B. 多为血源性感染
C. 多为大肠杆菌感染　D. 与尿路阻塞有关
E. 多发生于女性

18. 肾盂肾炎最常见的病原体是
A. 变形杆菌　B. 产气杆菌　C. 大肠杆菌
D. 葡萄球菌　E. 链球菌

19. 急性肾盂肾炎的并发症不包括
A. 急性膀胱炎　B. 肾盂积脓　C. 肾周围脓肿
D. 肾结石　E. 急性坏死性乳头炎

20. 急性肾盂肾炎一般不引起
A. 发热、寒战、白细胞增高　B. 腰痛
C. 脓尿、菌尿、蛋白尿　D. 尿频、尿急、尿痛
E. 尿毒症

21. 慢性肾盂肾炎的肾肉眼观察呈
A. 凹陷性瘢痕伴脓肿形成　B. 颗粒性固缩肾　C. 大白肾
D. 蚤咬肾　E. 大红肾

22. 儿童最常见的肾病综合征类型是
A. 脂性肾病　B. 膜性肾小球肾炎
C. 膜性增生性肾小球肾炎　D. 系膜增生性肾小球肾炎
E. 局灶硬化型肾小球肾炎

23. 肾原发性肿瘤中最常见的是
A. 透明细胞癌　B. 肾母细胞瘤　C. 肾腺癌
D. 肾血管瘤　E. 鳞状细胞癌

24. 慢性肾炎和慢性肾盂肾炎尿液成分的主要不同点在于
A. 红细胞　B. 蛋白　C. 管型
D. 白细胞　E. 细菌

25. 膀胱癌最突出的临床表现为
A. 无痛性血尿　B. 膀胱刺激征　C. 尿路梗阻
D. 蛋白尿和管型尿　E. 腹部肿块

B 型题

问题 26～30：

A. 系膜区有沉积物

B. 基膜呈双轨状
C. 脏层上皮细胞和肾小球基膜间有驼峰状沉积物
D. 基底膜和脏层上皮细胞间有沉积物使基底膜钉突状增厚
E. 肾小球基本正常

26. 急性弥漫性增生性肾小球肾炎
27. 膜性肾小球肾炎
28. 膜增生性肾小球肾炎
29. 微小病变性肾小球肾炎
30. 弥漫性系膜增生性肾小球肾炎

问题 31～35：

A. 弥漫性系膜细胞增生和基质增多
B. 肾小管上皮细胞内脂质沉积
C. 肾小球壁层上皮细胞增生
D. 弥漫性肾小球内皮细胞及系膜细胞增生
E. 肾小球系膜细胞和基质增生，基底膜增厚

31. 膜性增生性肾小球肾炎
32. 系膜增生性肾小球肾炎
33. 毛细血管内增生性肾小球肾炎
34. 微小病变性肾小球肾炎
35. 新月体性肾小球肾炎

问题 36～40：

A. 血尿、蛋白尿、少尿、水肿及高血压
B. 血尿、蛋白尿、脓尿及菌尿
C. 无痛性血尿、尿液中可见肿瘤细胞
D. 多尿、夜尿、低比重尿及氮质血症
E. 蛋白尿、低蛋白血症、水肿及高脂血症

36. 膀胱癌
37. 急性肾炎综合征
38. 肾盂肾炎
39. 慢性肾炎综合征
40. 肾病综合征

问题 41～43：

A. 肾小球新月体形成
B. C3 颗粒状沉积于系膜区及基底膜内
C. 部分肾小球节段性硬化
D. 肾小球毛细血管壁弥漫性增厚
E. 大部肾小球纤维化，少部肾小球代偿肥大

41. 局灶性节段性肾小球硬化
42. 慢性硬化性肾小球肾炎
43. 新月体性肾小球肾炎

X 型题

44. 肾炎综合征的主要临床表现为
   A. 少尿　B. 血尿　C. 高血压
   D. 氮质血症　E. 水肿
45. 可引起颗粒性固缩肾的疾病包括
   A. 肾盂肾炎　B. 高血压病　C. 肾结核
   D. 肾动脉粥样硬化　E. 肾小球肾炎
46. 慢性肾盂肾炎组织学特征有
   A. 肾间质慢性炎症　B. 肾小球新月体结构形成
   C. 肾小球球囊纤维化　D. 肾组织内有不规则瘢痕
   E. 肾小管甲状腺滤泡样改变
47. 急性弥漫性增生性肾小球肾炎的镜下改变包括
   A. 间质中性粒细胞浸润　B. 内皮细胞和系膜细胞增生
   C. 可伴有新月体形成　D. 上皮下电子致密物沉积
   E. 肾小球内颗粒状 IgG、IgM 沉积
48. 急性肾盂肾炎的临床表现包括
   A. 发热　B. 肾区疼痛　C. 尿培养细菌阳性
   D. 膀胱刺激征　E. 尿毒症
49. 细胞性新月体的组成成分包括
   A. 肾小囊壁层细胞　B. 系膜细胞　C. 足细胞
   D. 肾小囊脏层细胞　E. 单核细胞
50. 可引起肾病综合征的肾小球肾炎有
   A. 微小病变性肾小球肾炎　B. 膜性肾小球肾炎
   C. 急进性肾小球肾炎　D. 膜增生性肾小球肾炎
   E. 系膜增生性肾小球肾炎
51. 肾细胞癌的特点有
   A. 好发于青少年　B. 易血道转移
   C. 组织学类型以透明细胞癌为最常见　D. 常位于肾一极的球形肿块
   E. 易淋巴道转移
52. 膜性增生性肾小球肾炎的特点是肾小球的
   A. 肾球囊壁层上皮增生形成大量新月体
   B. 毛细血管丛内皮细胞显著增生肥大
   C. 系膜间质细胞增生并产生大量基质
   D. 肾球囊壁增厚，肾小球周围纤维化
   E. 基底膜伸出钉突状突起

四、问答题

1. 简述急性弥漫性增生性肾小球肾炎的病理变化及对机体的影响。
2. 简述新月体性肾小球肾炎的病变特点及对机体的影响。

3. 简述慢性硬化性肾小球肾炎的病理变化。
4. 何谓肾病综合征？哪些原发性肾小球肾炎可引起肾病综合征？
5. 肾盂肾炎的感染途径及诱发因素有哪些？
6. 简述膀胱移行细胞癌的组织学特点及分级。

选择题参考答案：

A 型题

1. A　2. C　3. D　4. E　5. C　6. C　7. E　8. B　9. E
10. E　11. B　12. A　13. C　14. E　15. A　16. E　17. B　18. C
19. D　20. E　21. E　22. A　23. A　24. E　25. A

B 型题

26. C　27. D　28. B　29. E　30. A　31. E　32. A　33. D　34. B
35. C　36. C　37. A　38. B　39. D　40. E　41. C　42. E　43. A

X 型题

44. ABCDE　45. BE　46. ACDE　47. BE　48. ABCD　49. DE
50. ABDE　51. BCD　52. BC

（汪晓庆）

第十九章　肾　衰　竭

一、名词解释

1. 肾衰竭
2. 急性肾衰竭
3. 慢性肾衰竭
4. 尿毒症
5. 等渗尿
6. 低渗尿

二、填空题

1. 临床上较常见的引起急性肾小管坏死的原因是__________、__________、__________。

2. 急性肾衰竭少尿期临床上主要表现为__________、__________、__________和__________，多数患者的尿量变化为__________或__________。

3. 少尿型急性肾衰竭一般可分为__________、__________和__________三个时期，其中__________期是病情最危重阶段。

4. 慢性肾衰竭的发生原因有__________、__________、__________。

5. 根据病情发展和肾损害程度，可将慢性肾衰竭分为__________、__________、__________、__________四个阶段。主要发生机制的学说有__________、__________、__________和__________。

6. 慢性肾衰竭早期，尿的变化常表现为__________、__________、__________。晚期则出现__________和__________。

7. 肾性高血压的发生机制与__________、__________和__________有关。

三、选择题

A 型题

1. 肾衰竭是指
   A. 持续少尿或无尿的病理过程
   B. 引起氮质血症的各种疾病
   C. 各种肾实质疾病引起的病理过程
   D. 尿中出现蛋白质、管型、红细胞和白细胞的病理过程

E. 因肾功能障碍导致代谢产物蓄积，水、电解质和酸碱平衡紊乱，以及肾内分泌功能紊乱的综合征

2. 引起慢性肾衰竭最常见的原因

A. 慢性肾小球肾炎　B. 肾动脉硬化　C. 慢性肾盂肾炎
D. 尿路梗阻　E. 高血压

3. 引起肾前性急性肾衰竭的病因是

A. 急性肾炎　B. 急性肾盂肾炎　C. 休克
D. 汞中毒　E. 尿路梗阻

4. 引起肾后性肾衰竭的病因是

A. 急性肾小球肾炎　B. 汞中毒　C. 急性间质性肾炎
D. 输尿管结石　E. 肾结核

5. 急性功能性肾衰竭发生的关键机制是

A. 原尿回漏　B. 肾小球滤过率降低　C. 肾小管阻塞
D. 管-球反馈　E. 尿路梗阻

6. 急性肾衰竭少尿期最主要的死亡原因是

A. 水中毒　B. 代谢性酸中毒　C. 氮质血症
D. 高钾血症　E. 高镁血症

7. 下列哪项可以用作判定急性肾衰竭时肾功能逐渐恢复？

A. 尿量＞100ml　B. 尿量＞200ml　C. 尿量＞400ml
D. 尿量＞1000ml　E. 尿量＞2000ml

8. 慢性肾衰竭早期尿的变化特征是

A. 少尿　B. 多尿、夜尿　C. 高渗尿
D. 血尿　E. 蛋白尿

9. 急性肾衰竭少尿期，水平衡紊乱的主要表现是

A. 高渗性脱水　B. 低渗性脱水　C. 等渗性脱水
D. 水肿　E. 水中毒

10. 急性肾衰竭少尿期，患者最常见的电解质紊乱是

A. 高钠血症　B. 高钾血症　C. 低钾血症
D. 高钙血症　E. 低镁血症

11. 尿毒症患者最早出现和最突出的症状是

A. 心包炎　B. 消化系统症状　C. 心力衰竭
D. 外周神经感觉异常　E. 呼吸衰竭

12. 急性肾衰竭少尿期，患者最常见的酸碱平衡紊乱类型是

A. 代谢性酸中毒　B. 代谢性碱中毒
C. 呼吸性酸中毒　D. 呼吸性碱中毒
E. 呼吸性碱中毒合并代谢性碱中毒

13. 慢性肾衰竭患者出现等渗尿标志着

A. 健存肾单位极度减少　B. 肾血流量明显减少
C. 肾小管重吸收钠减少　D. 肾小管泌钾减少
E. 肾小管浓缩和稀释功能均丧失

14. 慢性肾衰竭患者常出现
   A. 血磷升高，血钙升高　　B. 血磷升高，血钙降低
   C. 血磷降低，血钙升高　　D. 血磷降低，血钙降低
   E. 血磷正常，血钙升高
15. 急性肾衰竭恢复期，肾功能恢复最慢的是
   A. 近曲小管对钠重吸收　　B. 肾小管的浓缩功能
   C. 肾小管的稀释功能　　D. 远曲小管对钾的分泌
   E. 肾小管泌 H^+ 的功能
16. 下述哪些表现与尿毒症时大量尿素潴留无关？
   A. 胃肠道黏膜炎症　　B. 充血性心力衰竭　　C. 纤维蛋白性心包炎
   D. 纤维蛋白性胸膜炎　　E. 尿素霜
17. 慢性肾衰竭发展过程中代偿期的内生肌酐清除率大于
   A. 50%　　B. 40%　　C. 30%
   D. 25%　　E. 20%
18. 判定少尿的标准是尿量低于
   A. 1500ml/24h　　B. 1000ml/24h　　C. 800ml/24h
   D. 400ml/24h　　E. 100ml/24h
19. 判定无尿的标准是尿量低于
   A. 1500ml/24h　　B. 1000ml/24h　　C. 800ml/24h
   D. 400ml/24h　　E. 100ml/24h
20. 判定多尿的标准是尿量高于
   A. 2500ml/24h　　B. 2000ml/24h　　C. 1500ml/24h
   D. 1000ml/24h　　E. 800ml/24h
21. 慢性肾功能衰竭继发甲状旁腺功能亢进与哪项关系最为密切？
   A. 血肌酐增高　　B. 血钾增高　　C. 血磷下降
   D. 血钙下降　　E. 血钠下降
22. 尿比重固定在 1.010～1.018 之间，主要反映
   A. 肾稀释功能障碍　　B. 肾浓缩功能障碍
   C. 肾浓缩稀释功能均障碍　　D. ADH 分泌异常
   E. 肾小球滤过功能受损
23. 慢性肾衰竭进入尿毒症期，其内生肌酐清除率
   A. 降至 10%以下　　B. 降至 20%以下　　C. 降至 25%以下
   D. 降至 30%以下　　E. 降至 50%以下
24. 关于尿毒症下列哪种说法不正确？
   A. 是集各系统中毒症状于一身的综合征　　B. 是一种自体中毒症
   C. 有严重内环境紊乱　　D. 物质代谢尚可
   E. 有肾内分泌功能障碍

B 型题

问题 25～27：
   A. 肾前性急性肾衰竭　　B. 肾性急性肾衰竭

C. 肾后性急性肾衰竭　　D. 慢性肾衰竭
E. 肾功能正常

25. 严重前列腺肥大可引起
26. 休克早期可出现
27. 休克晚期可出现

问题 28～30：

A. 肾性高血压　　B. 肾性出血　　C. 肾性贫血
D. 肾性骨营养不良　　E. 肾性溃疡

28. 肾素分泌增多可引起
29. 促红细胞生成素减少可引起
30. 1,25-$(OH)_2$-D_3合成减少

X 型题

31. 慢性肾衰竭时下述哪些因素可造成肾性贫血？
A. 促红细胞生成素生成减少　　B. 内源性毒性物质抑制骨髓造血
C. 消化道铁吸收增多　　D. 出血
E. 毒性物质使红细胞破坏增加

32. 下述哪些因素与肾性骨营养不良的发病机制有关？
A. 高磷血症和低钙血症　　B. 继发性甲状旁腺机能亢进
C. 1,25-二羟维生素 D_3 生成增多　　D. 酸中毒使骨质脱钙
E. 内源性毒性物质使溶骨活性增加

33. 关于慢性肾衰竭的叙述，下述哪些是正确的？
A. 肾单位进行性破坏　　B. 肾小球功能障碍　　C. 不会出现少尿
D. 最终导致尿毒症　　E. 肾小管正常

34. 急性肾衰竭发生的机制是
A. 原尿回漏　　B. 肾小球滤过率降低　　C. 肾小管阻塞
D. 管-球平衡　　E. 尿路梗阻

35. 功能性急性肾衰竭的尿改变有
A. 少尿或无尿　　B. 多尿　　C. 夜尿
D. 尿比重>1.020　　E. 血尿、蛋白尿

36. 慢性肾功能衰竭的患者可发生哪些水、电解质紊乱？
A. 低钠血症　　B. 高钠血症　　C. 低钾血症
D. 水肿　　E. 高钾血症

四、问答题

1. 试述急性肾功能衰竭少尿期的功能代谢变化。
2. 试述急性肾功能不全的发病机制。
3. 慢性肾功能衰竭时，水钠代谢的特点是什么？会发生哪些水钠代谢紊乱？
4. 试述肾性高血压的发生机制。
5. 试述肾性骨营养不良的发生机制。

6. 试比较急性肾功能衰竭的多尿期与慢性肾功能衰竭的多尿有何异同?

选择题参考答案:

A 型题

1. E　2. A　3. C　4. D　5. B　6. D　7. C　8. B　9. D
10. B　11. B　12. A　13. E　14. C　15. B　16. B　17. C　18. D
19. E　20. B　21. D　22. C　23. A　24. D

B 型题

25. C　26. A　27. B　28. A　29. C　30. D

X 型题

31. ABDE　32. BDE　33. ABD　34. ABCE　35. ADE　36. ABCDE

(周　洁)

第二十章　生殖系统和乳腺疾病

一、名词解释

1. 子宫内膜增生症　　2. 子宫内膜异位　　3. 乳腺增生症　　4. 宫颈糜烂

二、填空题

1. 慢性子宫颈炎的类型包括：__________、__________、__________和__________。

2. 子宫内膜增生症按组织学特点分为__________、__________和__________三种类型。

3. 子宫内膜异位症按异位的位置不同可分为__________和__________。

4. 子宫颈癌根据大体特点可分为__________、__________、__________和__________四种类型。在组织学上绝大多数为__________，少数为__________。

5. 宫颈癌的扩散主要是__________和__________。

6. 葡萄胎时，胎盘的绒毛变成大小不等、半透明的__________结构。

7. 除正常妊娠外，体内人绒毛膜促性腺激素升高还可出现在__________、__________和__________。

8. 葡萄胎组织学上主要特点是__________、__________和__________。

9. 乳腺癌是原发于乳腺__________的恶性肿瘤，可发生于乳腺的任何部位，以__________最为常见。

10. 乳腺癌的转移途径包括__________、__________和__________，其中以__________最为常见。

11. 卵巢囊腺瘤根据上皮种类不同可分为__________和__________两种。

12. 乳腺增生症包括__________和__________两种类型。

三、选择题

A 型题

1. 慢性宫颈炎时其肉眼形态为呈红色糜烂状，其病变是
   A. 黏膜缺损　　B. 柱状上皮替代鳞状上皮
   C. 鳞状上皮层脱落消失　　D. 表面出血

E. 腺上皮鳞状上皮化生

2. 慢性子宫颈炎最常见的病理类型是

A. 子宫颈糜烂　B. 子宫颈息肉　C. 子宫颈肥大

D. 子宫颈脓肿　E. 子宫颈囊肿

3. 慢性子宫颈炎的假性糜烂的病变本质是

A. 子宫颈黏膜组织缺损　B. 子宫颈阴道部鳞状上皮层脱落消失

C. 子宫颈腺体上皮鳞状上皮化生　D. 子宫颈上皮重度非典型增生

E. 子宫颈管柱状上皮增生取代鳞状上皮

4. 下列慢性宫颈炎病变哪项是错的？

A. 子宫颈糜烂　B. 子宫颈溃疡

C. 宫颈上皮鳞状细胞化生　D. 宫颈息肉

E. 宫颈潴留囊肿

5. 子宫内膜异位症最常发生于

A. 卵巢　B. 直肠阴道陷窝　C. 子宫肌层

D. 子宫阔韧带　E. 腹部手术瘢痕

6. 子宫肌腺病是指子宫内膜异位于

A. 子宫圆韧带　B. 卵巢　C. 子宫直肠窝

D. 子宫浆膜　E. 子宫肌层

7. 宫颈癌好发部位及组织起源

A. 宫颈阴道部鳞形上皮　B. 宫颈管腺体

C. 宫颈外口柱状上皮　D. 宫颈内口柱状上皮

E. 宫颈阴道部和外口交界处储备细胞

8. 子宫颈癌的细胞类型最常见的为

A. 鳞状细胞癌　B. 腺癌　C. 黏液癌

D. 大细胞癌　E. 未分化癌

9. 下列哪一项最能体现宫颈原位癌的特征？

A. 发生于子宫颈黏膜的上皮　B. 是一种早期癌　C. 未发生转移

D. 是一种基底细胞癌　E. 上皮全层癌变，但未突破基底膜

10. 子宫颈早期浸润癌是指

A. 癌细胞未突破基底膜

B. 癌细胞突破基底膜，浸润深度不超过基底膜下 5mm

C. 癌细胞突破基底膜，浸润深度不超过基底膜下 7mm

D. 癌细胞未突破基底膜，但已累及腺体

E. 以上都不是

11. 早期子宫颈癌较典型的临床表现

A. 接触性出血　B. 白带增多　C. 子宫功能性出血

D. 白带过多，有腥臭　E. 下腹部、腰肌部疼痛

12. 子宫颈癌组织学类型中最常见的是

A. 鳞癌　B. 腺癌　C. 黏液癌

D. 移行细胞癌　E. 未分化癌

13. 下述宫颈癌的扩散方向哪项是错的？
A. 阴道壁 B. 盆腔淋巴结 C. 膀胱
D. 肺 E. 颈部淋巴结
14. 宫颈癌大体形态中哪项除外？
A. 糜烂型 B. 息肉型 C. 菜花型
D. 内生浸润型 E. 溃疡型
15. 据统计，乳腺癌的好发部位是乳腺的
A. 外上象限 B. 内下象限 C. 内上象限
D. 中央部 E. 外下象限
16. 乳腺癌最常见的病理组织学类型是
A. 浸润性导管癌 B. 髓样癌 C. 浸润性小叶癌
D. 胶样癌 E. 鳞状细胞癌
17. 乳腺癌最常见的类型是
A. 浸润性导管癌 B. 浸润性小叶癌 C. 硬癌
D. 髓样癌 E. 乳腺转移癌
18. 关于乳腺癌的描述哪项是错的？
A. 与雌激素分泌紊乱有关 B. 多发生在乳腺外上象限
C. 常有乳头凹陷 D. 呈浸润型生长
E. 早期即发生血道转移
19. 前列腺增生症发生的可能原因是
A. 雄激素缺乏而雌激素相对增高 B. 雄激素减少而雌激素相对增高
C. 雄激素与雌激素均增高 D. 雌激素减少而雄激素相对增高
E. 雌激素缺乏而雄激素相对增高
20. 下列卵巢黏液性囊腺瘤的特点中不包括
A. 切面常为单房 B. 囊内壁衬覆单层黏液柱状上皮
C. 囊内壁很少有乳头 D. 极少数可恶变
E. 蒂扭转时可致出血坏死
21. 关于葡萄胎的叙述，下列哪项是错误的？
A. 肉眼呈葡萄状物 B. 绒毛间质血管丰富
C. 滋养层细胞不同程度增生 D. 不易转移
E. 分为部分及完全性葡萄胎
22. 何种肿瘤在原发灶被切除后转移灶可自行消失？
A. 葡萄胎 B. 绒毛膜上皮癌
C. 子宫颈鳞状细胞癌 D. 子宫平滑肌瘤
E. 卵巢囊腺瘤
23. 绒毛膜癌最常转移的器官是
A. 肺 B. 脑 C. 心
D. 阴道 E. 脾
24. 绒毛膜上皮癌与其他恶性肿瘤的不同点是
A. 肿瘤生长异常迅速 B. 肿瘤组织容易出血坏死

C. 肿瘤与周围组织境界不清
D. 肿瘤组织本身不含血管和间质
E. 可通过血道转移

25. 下列哪一项不是葡萄胎的常见表现？
A. 绒毛间质水肿，血管消失
B. 子宫比一般妊娠月份大
C. 无胎动和胎心音
D. 绒毛滋养叶上皮增生
E. 绒毛膜促性腺激素分泌减少

B 型题

问题 26～29：
A. 不典型增生
B. 出现大小不等的水疱状结构
C. 血肿样肿块
D. 粉刺癌
E. 子宫颈息肉

26. 乳腺癌中可出现
27. 葡萄胎中可出现
28. 子宫绒癌中可出现
29. 慢性宫颈炎中

问题 30～32：
A. EB 病毒
B. 雌激素
C. HPV
D. 肥胖、高脂饮食
E. 雄激素

30. 与乳腺癌发病有关的是
31. 与前列腺结节状增生发病有关的是
32. 与子宫颈癌发病有关的是

X 型题

33. 卵巢交界性浆液性囊腺瘤的特点有
A. 乳头上皮可出现黏液上皮化生
B. 乳头上皮呈 2～3 层排列
C. 核异型和核分裂象易见
D. 有间质浸润
E. 属于潜在低度恶性肿瘤

34. 子宫颈癌的大体类型有
A. 糜烂型
B. 外生菜花型
C. 溃疡型
D. 内生浸润型
E. 囊肿型

35. 慢性子宫颈炎组织学的病变包括
A. 间质充血水肿及炎细胞浸润
B. 间质和腺体增生
C. 子宫颈息肉
D. 鳞状上皮化生
E. 子宫颈囊肿

36. 前列腺高分化腺癌的特点
A. 是前列腺中最常见的组织学类型
B. 腺体结构与前列腺增生症的腺体相似
C. 常有间质浸润
D. 预后较好
E. 常有前列腺酸性磷酸酶的分泌，可作为临床的检测指标

37. 可发生转移的乳腺癌，包括

A. 髓样癌　B. 小叶原位癌　C. 胶样癌
D. 浸润癌　E. 导管内癌

38. 恶性葡萄胎与绒毛膜癌的共同点是
A. 起源于滋养层细胞　B. 具有浸润性生长的特点　C. 肺、脑转移多见
D. 阴道可见转移性瘤结节　E. 发生血道转移

39. 绒毛膜癌可发生于
A. 正常分娩后　B. 葡萄胎刮宫后　C. 卵巢囊腺瘤
D. 流产后　E. 输卵管炎

四、问答题

1. 子宫颈糜烂有哪些临床病理类型？试描述其肉眼观的主要特点。
2. 子宫内膜增生症的病因、发病机制和诱因分别是什么？
3. 子宫颈癌有哪些病理组织学类型？
4. 乳腺癌肉眼观病变特点有哪些？常见的病理组织学类型有哪些？如何扩散与转移？

选择题参考答案：

A 型题

1. B　2. A　3. E　4. B　5. A　6. E　7. E　8. A　9. E
10. B　11. A　12. A　13. E　14. B　15. A　16. E　17. A　18. E
19. C　20. A　21. B　22. B　23. A　24. D　25. E

B 型题

26. D　27. B　28. C　29. E　30. B　31. E　32. C

X 型题

33. BDE　34. ABCD　35. ABCDE　36. ACDE　37. ACD　38. ABDE
39. ABD

（马　越）

第二十一章　内分泌系统疾病

一、名词解释

1. 糖尿病　2. 弥漫性毒性甲状腺肿　3. 单纯性甲状腺肿　4. 砂粒体

二、填空题

1. 根据病变发展过程，弥漫性非毒性甲状腺肿分为__________、__________、__________三个时期。

2. 弥漫性非毒性甲状腺肿又称为__________。

3. 弥漫性毒性甲状腺肿临床上又称为__________。

4. 甲状腺腺瘤组织学上可分为__________和__________两种类型。

5. 甲状腺癌组织学上可分为__________、__________、__________、__________四种类型。

三、选择题

A 型题

1. 下列有关弥漫性毒性甲状腺肿病变的描述哪项是不正确的？
   A. 间质血管丰富，显著充血
   B. 滤泡腔内胶质浓厚
   C. 甲状腺滤泡增生，以小滤泡为主
   D. 滤泡上皮呈立方或高柱状，并常增生，向滤泡腔内形成乳头状突起
   E. 间质淋巴细胞浸润及淋巴滤泡形成

2. 关于结节性甲状腺肿，下列叙述哪一项是错误的？
   A. 结节内常有出血、坏死、纤维化　B. 滤泡上皮有乳头状增生者癌变率高
   C. 结节大小、数目不等　D. 结节具有完整包膜
   E. 部分滤泡增生

3. 甲状腺癌最常见的类型是
   A. 髓样癌　B. 滤泡状腺癌　C. 乳头状腺癌
   D. 未分化癌　E. 鳞癌

4. 导致甲状腺肿大最常见的原因是
   A. 垂体肿瘤　B. 缺碘　C. 自身免疫反应
   D. 先天性疾患　E. 药物
5. 关于单纯性甲状腺肿,下列的叙述哪一项是正确的?
   A. 男性显著多于女性　B. 年龄越大发病者越多
   C. 甲状腺多呈结节性肿大　D. 一般不伴有功能亢进或功能低下
   E. 易癌变
6. 下列哪项不是甲状腺乳头状腺癌的特点?
   A. 癌细胞排列成不规则的乳头　B. 癌细胞核呈透明或毛玻璃状
   C. 恶性程度高　D. 间质中有砂粒体
   E. 局部淋巴结转移早

B 型题

问题 7～10：
   A. 砂粒体　B. 降钙素阳性
   C. 皮肤黏膜黑色素沉着增加　D. 化脓性炎
   E. 肉芽肿性炎
7. 急性甲状腺炎
8. 甲状腺髓样癌
9. 亚急性甲状腺炎
10. 甲状腺乳头状癌

X 型题

11. 下列哪些是甲状腺髓样癌的特点?
   A. 起源于C细胞　B. 分泌大量降钙素
   C. 部分为家族性常染色体显性遗传　D. 间质内有淀粉样物质沉积
   E. 免疫组化常显示甲状腺球蛋白阳性
12. 关于结节性甲状腺肿,下列哪些叙述是正确的?
   A. 结节内常有出血囊性变　B. 结节周围无包膜或包膜不完整
   C. 常由于缺碘引起　D. 均呈现甲状腺功能亢进
   E. 以上均对
13. 甲状腺癌的组织学类型主要包括
   A. 髓样癌　B. 滤泡癌　C. 乳头状癌
   D. 未分化癌　E. 鳞癌

四、问答题

1. 简述甲状腺癌的组织学类型及特点。
2. 简述弥漫性非毒性甲状腺肿的发展过程及每期特点。
3. 简述结节性甲状腺肿与甲状腺腺瘤的区别。
4. 简述甲状腺滤泡性腺瘤的组织学类型及特点。

选择题参考答案：

A 型题

1. B　2. D　3. B　4. B　5. D　6. C

B 型题

7. D　8. B　9. E　10. A

X 型题

11. ABCD　12. ABC　13. ABCD

（汪晓庆）

第二十二章 传 染 病

一、名词解释

1. 肺原发综合征
2. 结核结节
3. 冷脓肿
4. 暴发性脑膜炎
5. 颈项强直
6. 角弓反张
7. 筛状软化灶
8. 神经细胞卫星现象
9. 噬神经细胞现象
10. 炎细胞血管套
11. 里急后重
12. 中毒性细菌性痢疾
13. 伤寒肉芽肿
14. 相对缓脉
15. 醉酒貌
16. 小儿麻痹症
17. 隐性梅毒
18. 树胶样肿
19. 机会性感染
20. 嗜酸性脓肿
21. 假结核结节
22. 象皮肿

二、填空题

1. 结核病的基本病变为__________、__________、__________。
2. 结核病可分为__________、__________两大类。
3. 伤寒病变以回肠下段__________和__________淋巴小结最明显。
4. 伤寒肠道病变按发展过程可分为__________、__________、__________、__________四期。
5. 细菌性痢疾可分为__________、__________、__________。
6. 结核空洞壁镜下分为__________、__________、__________三层。
7. 结核病转向愈合的形式包括__________、__________。
8. 流行性出血热按其临床经过典型病程分为__________、__________、__________、__________、__________五期。
9. 梅毒基本病变包括__________、__________。
10. 艾滋病主要病理改变可分为__________、__________、__________三大类。
11. 流脑临床上主要表现有__________、__________、__________、__________、__________。

12. 淋球菌主要侵犯__________系统，对__________有特别亲和力。
13. 尖锐湿疣是由__________引起，好发生于__________、__________。
14. 丝虫病由__________引起，主要寄生于__________系统。
15. 流行性出血热基本病变是__________，尤其以__________的病变最突出。
16. 后天性梅毒可分为__________、__________、__________三期。
17. 艾滋病时最常见的肿瘤是__________、__________。
18. 阿米巴病主要位于__________、__________肠。
19. 丝虫病早期病变为__________和__________。

三、选择题

A 型题

1. 人体内吞噬消灭结核杆菌主要依靠
   A. 巨噬细胞　B. T 淋巴细胞　C. 中性粒细胞
   D. 浆细胞　E. 嗜酸性粒细胞
2. 结核结节特征性细胞是
   A. 浆细胞　B. 淋巴细胞
   C. 类上皮细胞和朗格汉斯细胞　D. 纤维细胞
   E. 中性粒细胞
3. 原发性肺结核病的原发病灶常位于
   A. 肺尖部　B. 肺膈面
   C. 肺门处　D. 肺上叶下部或下叶上部靠近胸膜处
   E. 肺内多处
4. 继发性肺结核病下列哪型最常见？
   A. 局灶型肺结核　B. 浸润型肺结核　C. 干酪性肺炎
   D. 慢性纤维空调型肺结核　E. 结核性胸膜炎
5. 下列哪一种疾病最易引起肠道狭窄？
   A. 伤寒病　B. 肠结核病　C. 细菌性痢疾
   D. 肠阿米巴病　E. 血吸虫病
6. 伤寒患者发病后第一周内给患者做何种培养易获得阳性结果？
   A. 血液　B. 尿液　C. 粪便
   D. 胃液　E. 胆汁
7. 伤寒病主要累及哪一个系统？
   A. 消化系统　B. 呼吸系统　C. 神经系统
   D. 单核巨噬细胞系统　E. 泌尿系统
8. 细菌性痢疾的肠道病变特点是
   A. 浆液性炎　B. 假膜性炎　C. 化脓性炎
   D. 出血性炎　E. 卡他性炎
9. 流行性出血热的病原为
   A. 细菌　B. 支原体　C. 病毒

D. 立克次体　　E. 寄生虫

10. 季节性最严格的传染病是哪一种？
A. 流行性脑脊髓膜炎　　B. 伤寒　　C. 白喉
D. 细菌性痢疾　　E. 流行性乙型脑炎

11. 流行性乙型脑炎的主要传染媒介是
A. 乙脑患者　　B. 健康带毒者　　C. 家禽
D. 蚊　　E. 猪

12. 流行性脑脊髓膜炎的病原体是哪一种？
A. 肺炎球菌　　B. 流感嗜血杆菌
C. 乙型溶血性链球菌　　D. 金黄色葡萄球菌
E. 脑膜炎球菌

13. 构成传染的最基本因素是哪一种？
A. 机体免疫状态　　B. 传染途径　　C. 季节变化
D. 病原体　　E. 年龄

14. 阿米巴病基本病变是哪一种？
A. 纤维蛋白性炎症　　B. 化脓性炎症　　C. 坏死性炎症
D. 出血性炎症　　E. 浆液性炎症

15. 艾滋病可通过下列哪一途径传染？
A. 拥抱和握手　　B. 咳嗽和打喷嚏　　C. 输血
D. 昆虫叮咬　　E. 水和食物

16. 下列哪一项不是结核球的特点？
A. 直径 2～5cm　　B. 有纤维包裹　　C. 多为单个
D. 多为变质性病灶　　E. 常位于肺上叶

17. 下列哪项不是流行性脑脊髓膜炎的病理特点？
A. 病变以大脑额、顶叶多见　　B. 以大量浓性渗出物为主
C. 蛛网膜下隙增宽　　D. 脑实质常坏死
E. 脑脊膜血管充血

18. 流行性脑脊髓膜炎脑脊液检查时哪一项错误？
A. 压力升高、浑浊　　B. 含大量脓细胞　　C. 蛋白含量增加
D. 糖含量减少　　E. 经培养不易找到病原菌

19. 流行性乙型脑炎易流行哪几个月？
A. 1、2、3 月　　B. 4、5、6 月　　C. 7、8、9 月
D. 10、11、12 月　　E. 全年均可

20. 下列哪项不属流行性乙型脑炎镜下特征性改变？
A. 血管变化和炎细胞浸润　　B. 神经细胞变性坏死　　C. 软化灶形成
D. 胶质细胞增生　　E. 大量脓性渗出物

21. 噬神经细胞现象主要见于下列哪一种疾病？
A. 流行性脑脊髓膜炎　　B. 结核性脑膜炎　　C. 流行性乙型脑炎
D. 脑水肿　　E. 脑出血

22. 流行性脑脊髓膜炎的传播途径是

A. 水或食物　B. 握手　C. 呼吸道
D. 蚊叮咬　E. 消化道

23. 下列哪一项不是流行性出血热常见的死亡原因?
A. 大出血　B. 休克　C. 尿毒症
D. 呼吸衰竭　E. 心力衰竭

24. 下列哪一项不是流行性出血热的传播途径?
A. 皮肤伤口　B. 污染的尘埃　C. 污染的食物
D. 呼吸道或消化道　E. 昆虫叮咬

25. 下列哪一项是流行性出血热的基本病理变化特点?
A. DIC　B. 全身广泛性小血管损害　C. 大量炎细胞浸润
D. 组织细胞变性坏死　E. 继发性感染

26. 伤寒皮肤玫瑰疹是因为
A. 细菌栓塞皮肤毛细血管　B. 皮肤淤血　C. 皮下出血
D. 皮肤过敏　E. 皮肤紫癜

27. 下列哪一项是伤寒细胞的特征?
A. 胞质内吞噬有红细胞、淋巴细胞、细胞碎片
B. 胞质内有泡沫
C. 细胞呈多核
D. 细胞核大深染
E. 细胞核固缩

28. 伤寒时肠穿孔、肠出血好发生于下列哪期?
A. 髓样肿胀期　B. 坏死期　C. 溃疡期
D. 愈合期　E. 以上各期均可

29. 细菌性痢疾病变主要发生于
A. 十二指肠　B. 横结肠　C. 直肠和乙状结肠
D. 回肠　E. 盲肠

30. 下列哪项不是细菌性痢疾的传播途径?
A. 污染水源　B. 食物　C. 日常生活用品
D. 手　E. 昆虫叮咬

31. 下列哪项是伤寒常见的并发症?
A. 肠穿孔及出血　B. 肠梗阻　C. 肠肿瘤
D. 肠梗死　E. 肠狭窄

32. 下列哪项是流行性脑脊髓膜炎最严重的并发症?
A. 颅内出血　B. 菌血症　C. 中毒性心肌炎
D. 脑软化　E. 中毒性休克

33. 下列哪一种病不出现结核样肉芽肿?
A. 梅毒　B. 丝虫病　C. 血吸虫病
D. 伤寒病　E. 淋病

34. 下列哪一种病与“冷脓肿”形成有关?
A. 结核病　B. 风湿病　C. 阿米巴病

D. 伤寒病 E. 血吸虫病

35. 下列哪一种病肠道形成烧瓶状溃疡？

A. 阿米巴病 B. 伤寒病 C. 细菌性痢疾

D. 血吸虫病 E. 丝虫病

36. 下列哪一种病其病原体寄生于人体淋巴系统内？

A. 阿米巴病 B. 丝虫病 C. 血吸虫病

D. 伤寒病 E. 结核病

37. 下列哪一种病可形成嗜酸性脓肿？

A. 血吸虫病 B. 伤寒病 C. 结核病

D. 细菌性痢疾 E. 阿米巴病

38. 下列哪一种病不是性传播疾病？

A. 淋病 B. 尖锐湿疣 C. 梅毒

D. 前列腺增生 E. 艾滋病

39. 下列哪项不是艾滋病的传播途径？

A. 性传播 B. 血液及血制品

C. 注射针头及医用器械 D. 围产期传播

E. 密切接触

40. 下列哪一种病毒可引起尖锐湿疣？

A. EB病毒 B. 人乳头瘤病毒 C. 疱疹病毒

D. 巨细胞病毒 E. 冠状病毒

41. 下列哪一种病不是病毒引起的？

A. 艾滋病 B. 梅毒 C. 尖锐湿疣

D. 乙型脑炎 E. 慢性肝炎

42. 下列哪一种病变是梅毒患者猝死的主要原因？

A. 梅毒性主动脉炎 B. 主动脉瓣关闭不全 C. 主动脉瘤破裂

D. 闭塞性动脉内膜炎 E. 树胶样肿

43. 下列哪一种性病可引起关节炎-皮炎综合征？

A. 腹股沟淋巴肉芽肿 B. 淋病 C. 尖锐湿疣

D. 梅毒 E. 艾滋病

44. 下列哪一种病原体不是艾滋病机会感染的常见菌？

A. 卡氏肺囊虫 B. 刚地弓形虫 C. 白色念珠菌

D. 幽门螺旋杆菌 E. 鸟型结核分枝杆菌

B型题

问题45～47：

A. 急性增生性炎 B. Ⅱ型单纯疱疹病毒

C. 人乳头瘤病毒 D. 特殊性炎

E. 细胞核大、深染，核周有空晕

45. 尖锐湿疣最具特征的病变为

46. 尖锐湿疣的病因是

47. 结核病的基本病变属于

问题 48～50：

A. 吸收、消散

B. 因干酪样坏死破溃入支气管所引起

C. 是肺的纤维蛋白性炎症

D. 病灶扩大

E. 是继发性肺结核病的一种类型

48. 结核病基本病变的转归中，最好的方式是
49. 关于全身粟粒性结核病的叙述，哪项是正确的？
50. 关于慢性纤维空洞型肺结核的叙述，哪项是正确的？

问题 51～53：

A. 溃疡长径与肠轴平行

B. 回肠末端

C. 溃疡长径与肠轴垂直

D. 乙状结肠

E. 直肠

51. 关于肠结核的溃疡，哪项是正确的？
52. 关于肠伤寒的溃疡，哪项是正确的？
53. 肠伤寒病变的主要部位在

问题 54～55：

A. 肝功能衰竭

B. 肝细胞气球样变

C. 肝细胞嗜酸性变及嗜酸性小体出现

D. 黄疸

E. 汇管区纤维组织增生，假小叶形成

54. 急性重型肝炎患者的主要死因是
55. 急性病毒性肝炎的主要病变特征是

问题 56～58：

A. 乙脑病毒属 DNA 病毒

B. 神经细胞变性坏死

C. 脑膜炎双球菌

D. 早期大量中性粒细胞渗出，形成血管套

E. 金黄色葡萄球菌

56. 流行性脑脊髓膜炎的致病菌是
57. 关于流行性乙型脑炎致病菌是
58. 哪项不是流行性乙型脑炎的病变特征？

问题 59～60：

A. EB 病毒

B. Ⅱ型单纯疱疹病毒

C. 人乳头瘤病毒

D. 棘层细胞中上部有空泡状细胞

E. 细胞核大、深染，核周有空晕

59. 尖锐湿疣最具特征的病变为
60. 尖锐湿疣的病因是

问题 61～63：

A. 血管内皮细胞

B. 性交接触传染

C. 滑膜细胞

D. 母体病毒经胎盘感染胎儿

E. 免疫系统

61. AIDS 发病主要破坏
62. AIDS 最常见的传染途径为

63. AIDS继发的Kaposi肉瘤，其组织起源是

X型题

64. 对慢性纤维空洞型肺结核的病变描述哪些是正确的？
A. 在肺内形成一个或多个薄壁空洞
B. 病变局限于同侧肺组织
C. 可导致肺组织的广泛纤维化
D. 空洞内细菌经支气管播散可形成干酪样肺炎
E. 空洞内层为结核性肉芽组织

65. 结核结节的组成细胞有
A. 中性粒细胞 B. 淋巴细胞 C. 类上皮细胞
D. Langhans巨细胞 E. 成纤维细胞

66. 结核病的感染途径有
A. 呼吸道感染 B. 消化道感染 C. 血液感染
D. 接触感染 E. 内源性感染

67. 下列结核病哪些是血源播散而致？
A. 全身粟粒性结核病 B. 肺粟粒性结核病 C. 骨结核
D. 肠结核 E. 结核性脑膜炎

68. 中毒型菌痢的特点是
A. 有严重的全身中毒症状 B. 肠病变重，出现假膜性炎 C. 多见于老年人
D. 有明显的腹泻及脓血便 E. 有时出现滤泡性肠炎

69. 结核样型麻风主要侵及
A. 皮肤 B. 周围神经 C. 黏膜
D. 肝、脾 E. 睾丸

70. 麻风杆菌常存在于以下何种细胞内？
A. Langhans巨细胞 B. 类上皮细胞 C. 巨噬细胞
D. 周围神经鞘膜细胞 E. 泡沫细胞

71. 伤寒可引起
A. 菌血症 B. 毒血症 C. 败血症
D. 脓毒血 E. 血液中性粒细胞减少

72. 伤寒的并发症有
A. 中毒性心肌炎 B. 肠穿孔 C. 支气管肺炎
D. 胆囊炎 E. 败血症

73. 伤寒的肠溃疡的病变特点是
A. 发生在回肠下段集合淋巴结
B. 不发生在回肠孤立淋巴小结
C. 溃疡较大，椭圆形，其长轴与肠长轴垂直
D. 溃疡可深达肌层以下引起肠穿孔
E. 溃疡愈合后形成瘢痕引起肠狭窄

74. 细菌性痢疾的病变发生部位有
A. 空肠 B. 回肠下段 C. 升结肠

D. 乙状结肠　　E. 直肠

75. 细菌性痢疾常并发

A. 肠出血　　B. 肠穿孔　　C. 毒血症

D. 肠狭窄　　E. 关节炎

76. 钩端螺旋体病的主要传染源是

A. 鼠类　　B. 犬　　C. 猪

D. 蚊　　E. 螨虫类

77. 钩端螺旋体病的肝病变特点是

A. 弥漫性大片肝坏死

B. 肉眼观肝肿大、质软、色黄

C. 钩端螺旋体存在于 Disse 间隙及毛细胆管内

D. 钩端螺旋体存在于肝细胞及库普弗细胞内

E. 肝病变可引起重度黄疸及急性肝功能不全

78. 钩体病的病变有

A. 全肺弥漫性出血　　B. 肝细胞变性，小叶中央灶性坏死

C. 支气管肺炎　　D. 间质性肾炎

E. 脑膜脑炎

79. 梅毒性主动脉炎的病变特征是

A. 病变始于降主动脉

B. 初期病变为主动脉中层弹力纤维和平滑肌的破坏

C. 主动脉弓及胸主动脉有病变发生

D. 本病在第Ⅱ期梅毒出现

E. 主动脉呈囊性扩张

80. 梅毒性主动脉炎可引起

A. 主动脉瘤　　B. 冠状动脉口狭窄　　C. 主动脉瓣关闭不全

D. 左心室肥大扩张　　E. 主动脉瓣狭窄

81. 下列哪些病变属于梅毒的基本病变?

A. 灶性闭塞性血管内膜炎及血管周围炎

B. 浆细胞浸润是本病的特征之一

C. 类似结核病的肉芽肿但中心无干酪样坏死

D. 不见类上皮细胞

E. 不见 Langhans 巨细胞

82. 梅毒下疳常发生于

A. 阴茎龟头　　B. 阴囊　　C. 阴唇

D. 口唇　　E. 子宫颈

83. 淋病引起的病变特征是

A. 急性化脓性炎

B. 女性常引起输卵管炎，男性常引起睾丸炎

C. 首先感染尿道引起尿道炎

D. 少数患者可发生菌血症及败血症

E. 病变不转为慢性,受累器官不发生粘连

84. 第Ⅰ期梅毒的表现为

A. 皮肤黏膜梅毒疹
B. 硬性下疳
C. 腹股沟淋巴结肿大,非特异性炎
D. 外阴、肛周扁平湿疣
E. 尿道炎

四、问答题

1. 试述结核病的基本病理变化特点。
2. 简述伤寒肠道四期病变的特点。
3. 比较原发性和继发性肺结核的不同。
4. 简述急性细菌性痢疾的病理变化。
5. 比较流脑与乙脑的不同。
6. 简述淋病的病理特点。
7. 鉴别细菌性痢疾与阿米巴痢疾。
8. 简述流行性出血热的基本病理变化。
9. 简述尖锐湿疣的病理特点。
10. 简述梅毒的基本病理变化。

选择题参考答案:

A 型题

1. A　2. C　3. D　4. B　5. B　6. A　7. D　8. B　9. C
10. E　11. D　12. E　13. D　14. C　15. C　16. D　17. D　18. E
19. C　20. E　21. C　22. C　23. D　24. E　25. B　26. A　27. A
28. C　29. C　30. E　31. A　32. E　33. E　34. A　35. A　36. B
37. A　38. D　39. E　40. B　41. B　42. C　43. B　44. D

B 型题

45. E　46. C　47. D　48. A　49. B　50. E　51. C　52. A　53. B
54. A　55. B　56. C　57. A　58. D　59. E　60. C　61. E　62. B
63. A

X 型题

64. CD　65. BCDE　66. ABDE　67. ABCE　68. AE　69. AB
70. CDE　71. ABCE　72. ABCDE　73. AD　74. BCDE　75. ABCE
76. AC　77. BCDE　78. ABDE　79. CE　80. ABCD　81. AB
82. ACDE　83. ACD　84. BC

（丁运良）

第二十三章　寄生虫病

一、名词解释

1. 阿米巴肝脓肿　　2. 血吸虫病　　3. Hoeppli 现象　　4. 干线型肝硬化

二、填空题

1. 血吸虫肝病时，肝内汇管区有大量__________沉积，纤维组织大量增生，肝细胞发生__________，肝体积__________，继之可以发展为__________。

2. 肠外阿米巴病最常见的是__________。

3. 阿米巴原虫包括__________和__________。

4. 阿米巴病患者的大便检查可查见具有诊断价值的是__________。

5. 阿米巴肝脓肿多见于__________部位。

三、选择题

A 型题

1. 下列哪项符合肠阿米巴病溃疡的形态特点？
   A. 呈烧瓶状，口小底大
   B. 呈椭圆形，其长轴平行于肠的长轴
   C. 呈浅表的地图形
   D. 不规则，边缘呈火山口样隆起
   E. 呈环形、带状包绕肠管

2. 肠阿米巴病最常发生于
   A. 空肠　　B. 回肠　　C. 盲肠和升结肠
   D. 横结肠　　E. 乙状结肠

3. 阿米巴病最常见的肠外病变是
   A. 肺脓肿　　B. 肝脓肿　　C. 脑脓肿
   D. 心包炎　　E. 脓胸

4. 血吸虫病的病变中哪项对机体的损害最为严重？
   A. 尾蚴性皮炎　　B. 童虫所致的肺部病变

C. 脾肿大 D. 虫卵结节
E. 成虫所致的静脉炎

5. 诊断血吸虫虫卵引起的假结核结节最主要的依据是
A. 淋巴细胞
B. 嗜酸性粒细胞
C. 虫卵四周围绕以上皮样细胞和多核异物巨细胞
D. 淋巴细胞
E. 中性粒细胞

6. 血吸虫病引起的肝硬化为
A. 门脉性肝硬化 B. 胆汁性肝硬化 C. 坏死后性肝硬化
D. 淤血性肝硬化 E. 干线性肝硬化

7. 可能引起结肠癌的肠道寄生虫病为
A. 蛔虫病 B. 血吸虫病 C. 蛲虫病
D. 钩虫病 E. 阿米巴病

8. 血吸虫病常累及的肠道为
A. 空肠 B. 回肠 C. 阑尾
D. 升结肠 E. 乙状结肠

9. 急性虫卵结节中浸润的炎症细胞主要是
A. 中性粒细胞 B. 嗜酸性粒细胞 C. 淋巴细胞
D. 浆细胞 E. 嗜碱性粒细胞

10. 关于血吸虫的描述中，哪一项是正确的？
A. 急性虫卵结节后期出现较多的类上皮细胞
B. 肝内无虫卵结节形成
C. 急性虫卵结节出现较多的中性粒细胞浸润
D. 急性虫卵结节出现较多的淋巴细胞浸润
E. 慢性虫卵结节中虫卵体内毛蚴存活

B 型题

问题 11～15：
A. 溃疡呈椭圆形与肠道长轴垂直 B. 溃疡呈椭圆形与肠道长轴平行
C. 溃疡呈地图状 D. 溃疡呈烧瓶状
E. 溃疡边缘隆起呈火山口样

11. 结肠癌
12. 细菌性痢疾
13. 肠阿米巴病
14. 肠伤寒
15. 肠结核

问题 16～20：
A. 毛蚴 B. 尾蚴 C. 童虫
D. 成虫 E. 虫卵

16. 皮肤炎症

17. 肺血管炎症
18. 贫血
19. 血吸虫性肉芽肿
20. 引起人体病变最主要的阶段是

X 型题

21. 肠阿米巴病溃疡的特点是
    A. 横向 B. 纵向 C. 地图状
    D. 烧瓶性 E. 溃疡边缘呈潜行状
22. 血吸虫病急性虫卵结节中可见
    A. 类上皮细胞 B. 嗜酸性粒细胞 C. 异物巨细胞
    D. 嗜酸性棒状体 E. 淋巴细胞
23. 关于血吸虫肝病，下列描述正确的是
    A. 可见到虫卵结节 B. 可发展为肝硬化
    C. 腹水明显 D. 多见于肝右叶
    E. 有明显的假小叶形成
24. 关于阿米巴病，下列描述错误的是
    A. 包囊和滋养体均可传染致病 B. 阿米巴肝脓肿为化脓性炎症
    C. 为变质性炎症 D. 常发生在乙状结肠和直肠
    E. 里急后重症状明显
25. 关于我国血吸虫病，正确的是
    A. 由日本血吸虫引起 B. 常见于长江流域
    C. 有人体接触疫水的病史 D. 钉螺是血吸虫的中间宿主
    E. 多数患者可以自然痊愈

四、问答题

1. 简述我国血吸虫病的病因、感染途径及主要病变，并解释为什么患者可出现明显的腹水。

2. 试从病原体、感染途径、病变好发部位、病变性质、溃疡特点、肠道主要临床表现列表比较肠阿米巴病和细菌性痢疾。

3. 所学过有哪些肉芽肿性疾病？请分别描述它们的病变特征。

4. 本学期所学过哪些疾病能导致肠道表面形成溃疡？请分别描述它们的溃疡特征。

5. 晚期血吸虫病为什么会并发肝硬化？血吸虫性肝硬化与门脉性肝硬化引起门脉高压的机制有何异同？

选择题参考答案：

A 型题

1. A　2. C　3. B　4. D　5. C　6. E　7. B　8. E　9. B
10. A

B 型题

11. E　12. C　13. D　14. A　15. B　16. B　17. C　18. D　19. E
20. E

X 型题

21. DE　22. ABDE　23. ABCD　24. ABDE　25. ABCD

（杨　红）